Für ...

... meinen Lieblingssohn, der es immer wieder schafft, mich zu überraschen und das Leben aus neuen Blickwinkeln zu betrachten. Ich hab dich lieb! *Knuddel*

... meine immer große und starke Lieblingstochter, Fels in der Brandung und Lieblingszicke zugleich. Behalte deine Stärken und erlaube dir, auch mal schwach sein zu dürfen. Wir lieben dich so, wie du bist!

... Charly. Du bist und bleibst mein „Superhero". Du verleihst mir Flügel und gibst mir den Mut, an mich zu glauben, selbst wenn ich es nicht mehr tu. Ich liebe dich!

... Mum. Du bist die gute Seele, liebst es, im Hintergrund zu agieren. Bist immer für alle da. Du hast nicht einen Hauch von Ahnung, was uns deine hingebungsvolle Mühe und Liebe bedeuten.

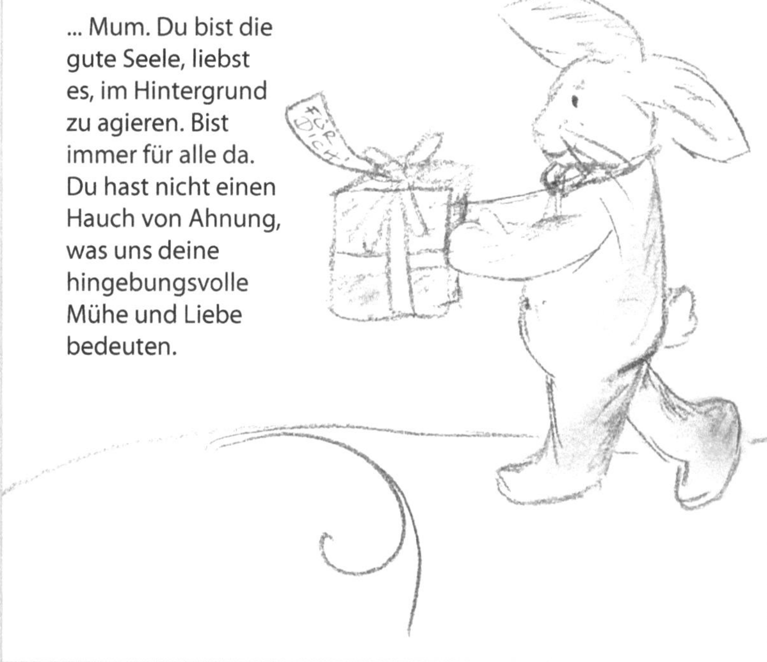

Hinweis:

Das Werk einschließlich aller seiner Teile ist urheberrechtlich geschützt. Jede Verwertung außerhalb der Bestimmungen des Urheberrechtsgesetzes ist ohne schriftliche Zustimmung des Verlags unzulässig und strafbar. Dies gilt insbesondere für Vervielfältigungen, Übersetzungen, Mikroverfilmungen und die Einspeicherung und Verarbeitung in elektronischen Systemen.

Das persönliche Erleben und die schriftlichen Ausführungen der Autorin sind subjektiv. Das vorliegende Buch versteht sich nicht als medizinischer Ratgeber, die Autorin hat keine medizinischen Fachkenntnisse und berichtet über Begebenheiten, die sich in ihrer Erinnerung so zugetragen haben.

Weder Autorin noch Verlag können für eventuelle Nachteile oder Schäden, die aus den im Buch vorliegenden Informationen resultieren, eine Haftung übernehmen. Befragen Sie im Zweifelsfall bitte Hebamme, Stillfachpersonal, Arzt oder Apotheker. Alle Angaben erfolgen ohne Gewähr. Eine Haftung der Autorin bzw. des Verlags und seiner Beauftragten für Personen-, Sach- und Vermögensschäden ist ebenfalls ausgeschlossen.

Markenschutz:

Dieses Buch enthält eingetragene Warenzeichen, Handelsnamen und Gebrauchsmarken. Wenn diese nicht als solche gekennzeichnet sein sollten, so gelten trotzdem die entsprechenden Bestimmungen.

2. Auflage	Juni 2016
© 2015–2016	edition riedenburg
Verlagsanschrift	Anton-Hochmuth-Straße 8, 5020 Salzburg, Österreich
Internet	www.editionriedenburg.at
E-Mail	verlag@editionriedenburg.at
Lektorat	Dr. Heike Wolter, Regensburg
Bildnachweis	Coverfoto © Tobilander – Fotolia.com
	alle anderen Fotos & Zeichnungen © Danay Leighton
Satz und Layout	edition riedenburg
Herstellung	Books on Demand GmbH, Norderstedt

ISBN 978-3-903085-42-8

Danay Leighton

Nur 27 Wochen

Ein Frühchen will leben

edition riedenburg

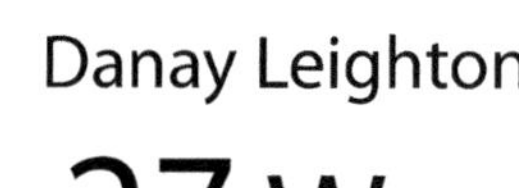

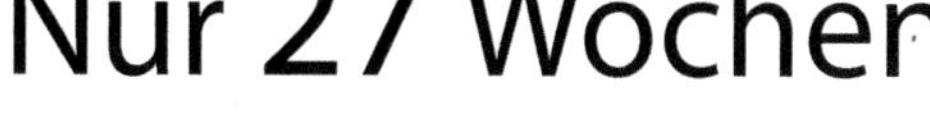

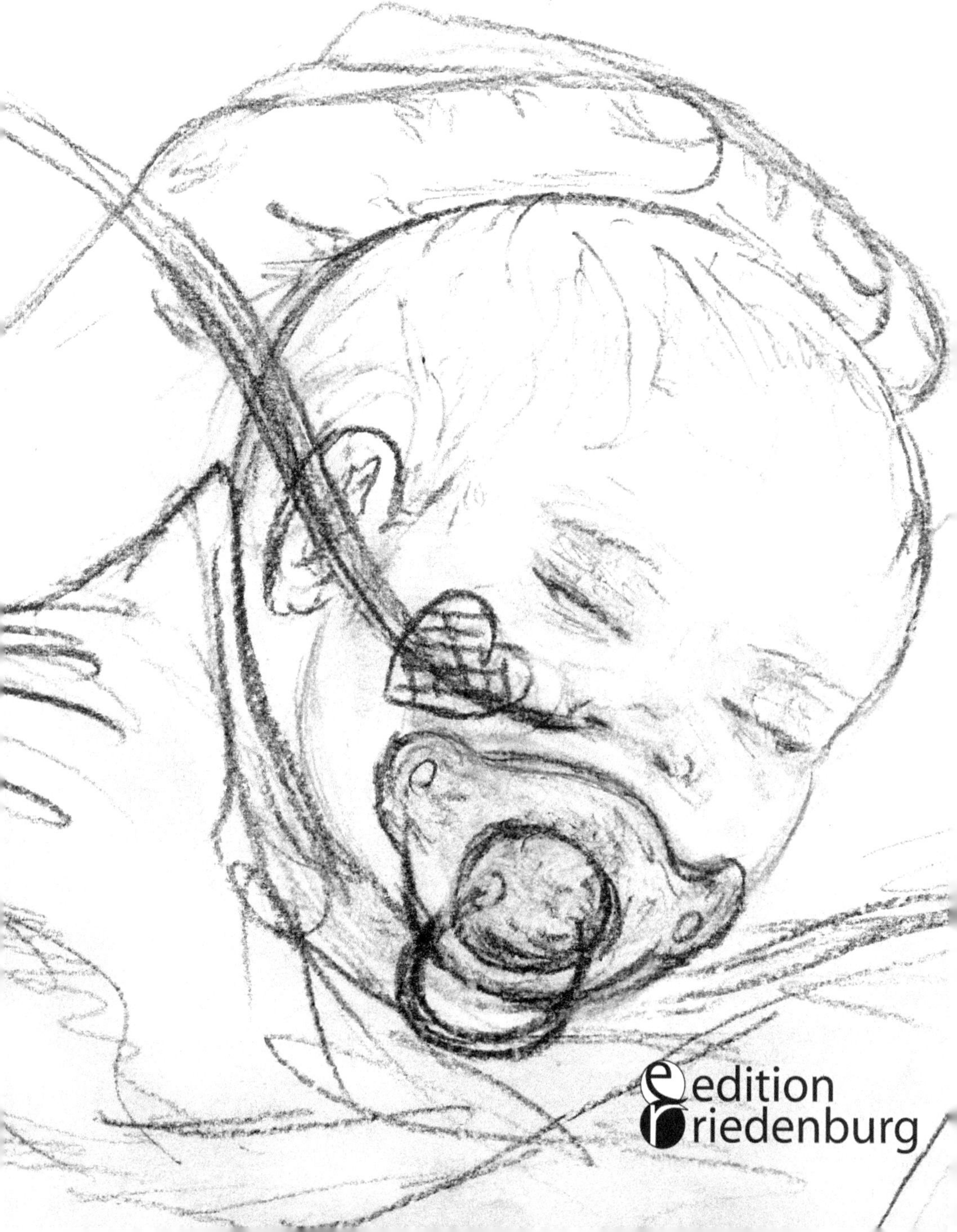

Inhalt

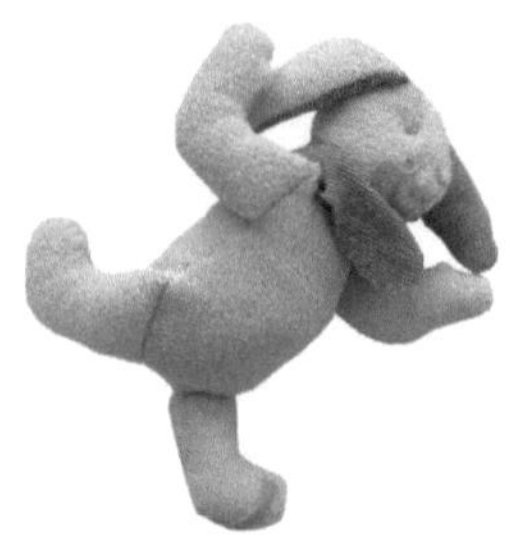

Im falschen Film

„Morgen! Hatten Sie heute schon Stuhlgang?"

Ein Schrank von Krankenschwester stapft durch das Krankenhauszimmer, reißt das Fenster auf und erwartet nicht wirklich eine Antwort auf ihre Frage. Elfenhaft verlässt sie das Zimmer so schnell, wie sie meine Nacht sanft unterbrochen hat.

Auweia … ich muss dringend wach werden. Was leichter gedacht als umgesetzt ist. Die Vollnarkose wirkt gefühlt immer noch und die ungeplante Frühgeburt der letzten Nacht hat meine letzten Kräfte mit sich genommen.

Ich habe das Gefühl, im falschen Film zu stecken. Im Unterschied zum laufenden TV-Programm kann ich leider nicht umschalten. Ein Alptraum, der vor wenigen Tagen begonnen hat und der mir radikal, selbst morgens um sechs von einer Krankenschwester zart geweckt, klar ist. Es fühlt sich unrealistisch an, ich habe nicht das Gefühl, wirklich begreifen zu können, was hier passiert – und vielleicht ist es sogar besser so. Manchmal ist es leichter, nicht alles zu wissen und zu hinterfragen, dann kann man besser schlafen und hat weniger Kopfschmerzen.

Leider gehöre ich aber nicht zu diesem Typ Mensch: Ich bin ein Grübler durch und durch, aber insgeheim beneide ich jene, die Sorgen einfach mal ausblenden können.

Super, nun liege ich also im Krankenhausbett, bin dank des offenen Fensters am Erfrieren und versuche die letzten Tage Revue passieren zu lassen. Um mich abzulenken von meinen wirren Gedankenschlaufen, beschließe ich einen Krankenhausspaziergang zu machen.

Wenn man das so nennen kann. Mit der Dammschnittnaht kann ich nur tippeln. Dann eine riesige Binde zwischen den Beinen, die einem Surfbrett gleichkommt, um die Wochenblutung aufzufangen, und zur Krönung die allseits beliebten Thrombosestrümpfe!

Als ich mich in einem Spiegel auf dem Flur ansehe, an dem ich notgedrungen vorbeischleichen muss, geht es mir so richtig mies. Ob den Betreibern der Krankenhäuser klar ist, dass man sich bei so einem Anblick noch schlechter fühlt?

Dann folge ich dem Flur. Trostlos, kalt, langweilig ...

Wie müssen sich nur Leute fühlen, die viele Monate im Krankenhaus liegen? Unbeschreiblich schrecklich! Ich sollte hiermit eine Initiative ins Leben rufen: „Für mehr Lebendigkeit und Farbe in Krankenhäusern". Regelmäßig wechselnde Ausstellungen. So vieles wäre möglich. Wieso werden solche Möglichkeiten nicht optimal genutzt?

Man gibt jungen Eltern immer den Rat, sich mal auf allen Vieren durch die Wohnung zu bewegen, um die Welt aus der Perspektive ihrer Kinder wahrzunehmen und eventuelle Gefahrenquellen besser zu erkennen. Man sollte die hier arbeitenden Leute mal länger in ihr eigenes Krankenhaus einweisen, dann würde sich vielleicht einiges ändern.

Das Krankenhaus verfügt über ganze zwei Läden, die ich nun eiskalt begutachte. Shopping! Das Wort Auswahl bekommt hier eine neue Dimension – sechs Klatschzeitungen, verblichene Bücher, die seit hundert Jahren keiner kauft, verrauchte Süßigkeiten und ein gelangweilter Verkäufer.

Wenn ich zuvor nicht schon deprimiert gewesen wäre, dann spätestens jetzt.

Unverhofft entdecke ich zwischen den unzähligen Angeboten ein Buch mit weißen Seiten. Eine wichtige Voraussetzung für ein Tagebuch. Eine der Nachtschwestern der Neonatologie – Frühchenstation klingt viel zu freundlich für das, was dort passiert – hat mir den Rat gegeben, Tagebuch zu führen und mich so schriftlich zu erleichtern.

So ein Quatsch! – Ich bin doch keine zwölf mehr! Fehlen nur die Glitzersticker ... Ob sie sowas auch haben?

Wozu einen Langeweile alles treiben kann, ist unglaublich. Ich kann noch nicht auf die Neonatologie, weil die Ärzte noch umfangreiche Untersuchungen machen wollen. Habe niemanden zum Reden. Sitze stolz auf dem Zimmer vor meinem Shoppingergebnis und weiß nicht wirklich, was ich schreiben soll.

Also tue ich das, was die meisten Frauen wohl erstmal tun würden: Ich dekoriere das Buch ... Motivation ist alles! Und dringend nötig. Ich schnörkle, was das Zeug hält, und klebe Fotos ein. Stolz begutachte ich mein Ergebnis. Schon viel besser.

... und erschrecke mich ein wenig vor mir selbst. Wie peinlich bin ich denn drauf? Das liegt bestimmt an dem Ausnahmezustand, versuche ich mir zumindest einzureden. Da ist alles entschuldbar.

Wie alles begann ...

Womit fange ich jetzt an? Meine letzten Lebensjahre zu rekapitulieren bewirkt keine Besserung, was mein angekratztes Gemüt angeht. Wohl eher das Gegenteil. Dennoch ist es wichtig für das Gesamtbild und mein Selbstverständnis, ehrlich zu mir selbst zu sein:

Gerade mal 18 und schon Mutter! Ich hatte mir viele Pläne für die Zukunft gemacht, aber dieser Punkt war definitiv nicht auf meiner Liste gewesen.

Wer wäre denn auch freiwillig so doof wie ich? Hätte mir eine Wahrsagerin die Zukunft so beschrieben, wie ich sie gerade erlebte, hätte ich mein Geld zurückverlangt und sie aufgefordert, ihre Kugel besser zu putzen.

Natürlich habe ich mir Kinder gewünscht! So ungefähr mit Anfang 30. Doch nun sah meine Lebensplanung plötzlich so aus, dass ich keinen Plan mehr hatte und Improvisation in der jeweiligen Situation angesagt war. In Bewerbungen gebe ich seitdem gerne „chaosgeprüft" an. Das kommt meinen Fähigkeiten sehr nahe.

Während meine alten Klassenkameraden also damit beschäftigt waren, ihre Kurse für das Abi auszuwählen, suchte ich nach dem perfekten Ort für die Entbindung. Meine Klassenkameraden schlugen sich mit der Last herum, was sie am nächsten Wochenende anziehen sollten, wenn sie in die Disco gehen würden. Ich war froh, wenn ich das Outfit meiner Tochter und das meinige täglich nur dreimal wechseln musste, weil sie sich, mich und unsere Umgebung ständig beschlabberte.

Ich hasste mein Leben! Ich hatte das Gefühl, dass es nicht mein Leben war. Natürlich liebte ich meine Tochter über alles, aber ich lebte das Leben einer Dreißigjährigen. Ich war nur noch lange keine 30.

Von einem Tag zum anderen wurde von mir verlangt, mich so zu benehmen und verantwortungsbewusst zu handeln. Dabei war ich doch erst 18! Und hatte von nichts eine Ahnung.

Das Schlimmste war nicht einmal das Gefühl, im falschen Lebensprozess zu stecken, sondern die bösen Blicke, verletzenden Sprüche, Bemerkungen und Kommentare der Außenstehenden. Selbst in der eigenen Familie. „Willkommen in der Realität!" oder „Das kommt dabei raus, wenn Kinder Kinder kriegen!" – solche Hinweise begleiteten mich täglich. Verbunden mit einem dramatisierenden Augenaufschlag und entrüstetem Kopfschütteln.

Nie konnte man es jemandem recht machen, und wenn man versehentlich einen Fehler machte, gab es kein Verständnis.

Dabei tat ich im Grunde nichts anderes als das, was andere Mütter taten. Ich versuchte, mich um mein Kind zu kümmern, so gut es die Situation ermöglichte. Mir war es immer wichtig, dass meine Tochter dieselben Möglichkeiten hatte wie andere Kinder auch, um sich bestmöglich zu entwickeln. Aber nie wieder wollte ich schwanger werden. Nie wieder in diese Situation geraten.

Man sollte niemals nie sagen!

Meine Oma meinte dazu, es gäbe so viele Möglichkeiten, in diesem Leben Fehler zu machen, da sei man nicht darauf angewiesen, denselben gleich zweimal zu machen. Der Kommentar tat weh. Warum mussten ältere Leute so oft recht haben?

Im Sommer hatte ich große Probleme mit meiner Regel. Sie kam, sie wurde schwächer, fing wieder an ... Ich fühlte mich dementsprechend. Ich suchte den Frauenarzt auf, der mir per Ultraschall ein Geschwür diagnostizierte. Welch ein Alptraum. Jeder hatte Angst vor solch einer Diagnose, aber sie gesagt zu bekommen, ließ meine Welt erst still und dann auf dem Kopf stehen. War's das? Sollte das schon alles gewesen sein?

Wir haben eine genetische Vorbelastung in der Familie. Ich ging also gedanklich den Verlauf der einzelnen Familienmitglieder im Schnelldurchlauf durch. Grausam. Ich gehöre zu denen, die sich dann reinsteigern. Ich war verzweifelt.

Ich sollte aber zur onkologischen Feindiagnostik, um genauere Informationen zu erhalten. Man vermutete ein Geschwür. Die Gebärmutter war gefüllt mit Blut, und man schickte mich ins Krankenhaus. Das Ergebnis war dasselbe. Welch eine beängstigende Situation!

Man plante eine Entfernung, jedoch wollte man erst die Blutung unter Kontrolle bringen, um sich ein besseres Bild machen zu können. Sie konnten nicht wirklich viel erkennen.

Man verschrieb mir Bettruhe mit der Auflage, nur einmal täglich das Bett zu verlassen! Man hat ja sonst nichts zu tun als Mutter. Man schickte mich nach Hause. Es hieß: Abwarten und Teetrinken. In meiner Sprache dachte ich eher an: Panik schieben.

Die Blutungen hielten an. In mir machte sich mit jedem weiteren Tag mehr Unruhe breit. Was, wenn es was Ernstes wäre und unglaublich viel Zeit unnötig verginge?

Nach mehreren Wochen wurde mir bei einer weiteren Untersuchung bei meinem Hausarzt Blut abgenommen und ich bekam kurz darauf einen Anruf. Kurz und knapp sagte mir die Sprechstundenhilfe, es sei falscher Alarm gewesen.

Nie zuvor hatte ich mich so sehr über eine Fehldiagnose gefreut! Wenn auch die richtige Diagnose schwer zu verstehen war. Die Sprechstundenhilfe meinte: Alles in Ordnung, ich sei gesund und nur schwanger mit Zwillingen. Ich sei im vierten Monat und Komplikationen in Form von Blutungen könnten da vorkommen. Der Frauenarzt solle ein Auge drauf haben. Sie wünsche mir noch einen schönen Nachmittag.

Hätte ich nicht gelegen ... Die Bombe war angekommen! Schwanger. Alles nur das nicht! Moment mal, Zwillinge?! Die hatten sicher bei der falschen Patientin angerufen. Sollte ich lachen oder weinen ... So ein Mist!

Juhu, kein Krebs – dafür eine katastrophale Zukunft! Krebs wünschte man keinem, das stand völlig außer Frage und bedurfte keiner

Diskussion. Aber eine Schwangerschaft wollte ich auf keinen Fall! Vierter Monat bedeutete zudem, keine Wahl mehr zu haben. Mir blieben noch sechs Monate, um mich an den Gedanken – nennen wir es mal so – zu gewöhnen.

Warum ich? Meine Tochter war erst zwei und ich lächerliche 20! Ich dachte: „Ich will nicht! Ich habe nichts aufgehoben von den Babysachen, weil ich kein weiteres Kind will. Jetzt kommen gleich zwei!" Blanke Panik regierte mich.

Wie sollte ich das schaffen? Noch viel wichtiger: Ich wollte das nicht schaffen müssen. Alles in mir sträubte sich bei dem Gedanken.

Meine Welt stand auf dem Kopf. Der psychische Stress gab mir den Rest. Ich musste mich ohne Pause übergeben, hatte vorzeitige Wehen und musste nun erst recht fest liegen. Mein Körper schien sich verschworen zu haben und sich zugleich mit Haut und Haar zu wehren.

Immer wieder ging ich in Gedanken durch, wann und wo ich nicht aufgepasst hatte. Man sollte doch bei normalem Menschenverstand davon ausgehen können, dass ich aus Fehlern gelernt haben sollte. Es half nichts. Die Schwangerschaft war nicht wegzureden. Ich fühlte mich dem ausgesetzt – und war es letztendlich auch.

Meine Mum und später die Hebammen im Geburtshaus kümmerten sich rührend um mich und versuchten mir meine Sorgen und Ängste zu nehmen. Was leider nicht wirklich gelang. Außer, dass sich eine Form der Resignation breit machte.

Ich konnte nichts ändern und versuchte, das Beste daraus zu machen. So wie immer. Dennoch fühlte es sich unfair an. Wie gerne hätte ich bei meinen Klassenkameraden gesessen und mit ihnen für das Abi gepaukt. Ich hätte wirklich alles dafür gegeben, die Uhr zurückstellen zu können und mein Leben anders zu gestalten.

Meine Tochter lenkte mich ab, malte Bilder und erzählte vom Kindergarten. Ihre kindliche Unbeschwertheit tat gut. Wenn man diese nochmal erleben dürfte, dachte ich. Nur im Hier und Jetzt sein. Ohne die Folgen zu bemessen. Das musste so befreiend für den Kopf sein. Weiterhin fesselte mich die Übelkeit an Bett oder Couch. Meine Mutter rannte jede Minute, wechselte Eimer, kümmerte sich rührend um alle und besorgte mir sogar bemalte Tücher, die sie an der Decke über mir aufhängte. Und wechselte diese sogar, damit ich mal was anderes sähe als nur die weiße Zimmerdecke.

Mit der Unterstützung des leiblichen Vaters konnte ich leider nicht rechnen, dabei hätte ich diese ganz besonders gebraucht. Alle anderen waren bemüht, mir zu helfen, die Schwangerschaft zu stabilisieren, um den Zwillingen einen guten Start zu gewähren.

Zwillinge. Ich konnte es immer noch nicht glauben.

Meine Hebamme war besorgt, dass die Kinder zu früh kommen könnten, was bei Mehrlingsgeburten oft der Fall war. Viel Ruhe sollte dafür sorgen, dass die Kinder so viele Tage wie möglich in ihrem geschützten Raum blieben. So lautete zumindest unser Plan.

Ich sah mir Videos an – von einer Neonatologie –, erschreckende Bilder. Damit ich wusste, was es bedeuten würde, wenn die Kleinen ihren Schutzbereich vorzeitig verlassen müssten. Es waren Eindrücke, die ich am liebsten wieder vergessen wollte. Schläuche, Maschinen – und kleine, viel zu kleine Kinder. Das wollte ich um jeden Preis vermeiden.

Doch nach weniger als zwei Monaten verschlechterte sich mein Zustand von Tag zu Tag. Die Wehen wurden stärker und die Pausen dazwischen immer kürzer. Genau wie die Auszeiten, die sich der werdende Vater gönnte – immer länger, immer mehr und nur mal ein kurzer Besuch, wenn es sein musste. Aber bitte nicht jammern oder sich beklagen … Machte sonst wieder Kopfweh!

Wie konnte ich nur so dumm sein! Ja, Liebe machte blind, doof, bekloppt …Wie gerne wollte ich auch mal wegrennen, aber hey, da störte der Bauch! Obwohl ich mich erst in der 24. Woche befand.

Ich ging in ein Krankenhaus, weil ich hoffte, mich dort sicherer zu fühlen, falls es doch losginge. Dabei hasste ich schon den Geruch von Krankenhäusern. Ich fühlte mich mehr als unwohl und drückte mich selbst schon vor Besuchen bei Freunden. Aber was machte man nicht alles als verantwortungsbewusste Mama. Ich wollte schließlich nur das Beste für meine Kinder.

Pustekuchen, das Krankenhaus bewirkte nichts Gutes: Morgens um sechs jagte man mich über den Flur und machte mir dann Vorwürfe über meine starken Wehen. Ich sollte nicht so viel laufen!

Veräppeln konnte ich mich selbst. Ich hatte nicht eine Minute Ruhe. Schreiende Frauen im Nebenraum während der Untersuchung sollte ich einfach ignorieren, Kinder kriegen war doch was Schönes! In mir zog sich alles zusammen. Blutabnahme, während ich frühstückte; Fieber messen; Blutdruck messen; Unterleibsuntersuchungen – nein, Schwangere hatten von Natur aus kein Schamgefühl zu haben! Ich zeigte meinen Unterleib gerne jedem Mann auf Kommando, vor allem, wenn es zwei Ärzte und acht angehende gleichzeitig bei einer der allmorgendlichen Visiten waren ...

Ich war fix und fertig. Mir ging es zunehmend schlechter und ich wusste, dass ich meine Kinder unter diesen Bedingungen nicht lange halten würde können. Ich wollte nur noch nach Hause. Nicht nur um meiner selbst willen, sondern besonders der Kinder wegen. Ich wollte eine Frühgeburt um jeden Preis verhindern. So würde das sicher nicht funktionieren. Mir war das klar. Dem leitenden Arzt scheinbar nicht. Er hatte keinerlei Verständnis für mich: Ich sei noch zu jung, um zu wissen, was gut für mein Kind sei. Alter hin oder her – wie oft der wohl schon schwanger gewesen war, um nachempfinden zu können, wie es mir ging?!

Zu Hause wurde alles viel besser und die Wehen wurden weniger und leichter. Ich kam ein wenig zur Ruhe und war bei meiner Tochter, die ich schrecklich vermisst hatte. Eine zusätzliche psychische Belastung, nicht bei ihr sein zu können.

Meine Mum konnte mich verstehen und wirbelte nun noch mehr. Im Gegensatz zum angehenden Vater, der mir Vorwürfe machte, dass ich das Krankenhaus verlassen hatte. Nicht aus Sorge, sondern nach seiner Überzeugung galt: Ärzte sind Götter und haben immer Recht. Also neuer psychischer Stress – das half bestimmt ...

Da kam Freude auf. Oder in meinem Fall: Wehen! Und das immer wieder.

Zu allem Überfluss stand Weihnachten vor der Tür. Meine Kinder machten dieses Fest zu einem unvergesslichen Weihnachten – aber das wusste ich da noch nicht.

Ein „unvergessliches" Weihnachten

Die 27. Schwangerschaftswoche sollte am zweiten Feiertag beginnen. Jeder Tag und jede Woche zählte, deshalb wusste ich immer ganz genau, wie weit ich schon gekommen war.

Ich hatte mich dazu entschlossen, den Kindern eine Lungenreifespritze verpassen zu lassen. Ich wusste, dass ich sie nicht mehr lange halten würde können. Es war ein Kampf um jede Stunde geworden, der seine und meine Kräfte einforderte. Ich merkte, wie sie schwanden.

Die Hebamme erklärte mir, dass die Kinder bei einmaliger Gabe der Spritze für den Fall einer Frühgeburt eine bessere Ausgangssituation hätten. Damit eine künstliche Beatmung vielleicht nicht nötig wäre oder nur eine leichte Unterstützung ausreichte.

Ich hasste Spritzen, aber ich hätte alles getan, um meinen Kindern einen besseren Start zu ermöglichen.

Zur vollen Entfaltung der erhofften Wirkung sollte es jedoch nicht mehr kommen. Es war der zweite Weihnachtstag und ich fühlte mich nicht wohl. Ich spürte keine Übelkeit oder dergleichen, nur ein ungutes Gefühl. In den letzten Tagen hatte ich wenig Schlaf gehabt. Ständig Wehen, doch immer wenn ich mit dem Koffer an der Tür gestanden hatte, bereit für die Abfahrt ins Krankenhaus, hörten sie wieder auf. Ich hätte mir einfach an der Tür ein Zelt aufbauen sollen, vielleicht wären die Wehen dann ausgeblieben.

Vormerken für die nächste Schwangerschaft: Zelt kaufen!

Ich schob mein Unwohlsein auf den Schlafentzug und auf die fehlende Kraft durch die ewigen Wehen. Ich machte es mir mit meiner Tochter ein wenig gemütlich und versuchte, mich zu erholen. Am Abend stand das alljährliche Familienfest an, vor dem ich mich erfolgreich drücken konnte. Auf vorwurfsvolle Sprüche und Blicke hatte ich weniger Lust denn je. Das Ganze muss ja auch mal was Positives mit sich bringen – und sei es, dass ich eine Ausrede für diese Zwangsveranstaltung hatte. Positiv denken oder, wie heißt es so schön: Es ist fast nichts so schlimm, dass nicht auch was Gutes dran ist.

Meine Mum nahm meine Tochter mit, damit wenigstens sie einen schönen Festtag verbringen konnte, und ich wollte es mir mit einem Film gemütlich machen. Ich war raus aus der Familiensache – es lief doch soweit gut. Irgendwie würde ich zur Ruhe kommen und mich ablenken. Aber das fiel mir dennoch sehr schwer unter diesen Umständen.

Kaum waren die beiden zur Tür raus, passierte das, wovor es allen Schwangeren zumindest in der Schwangerschaftswoche, in der ich mich befand, grauste: Die Wehen setzten ein! Normalerweise kein Problem, aber es waren die PRESSWEHEN – und weit und breit war keiner, der mir helfen konnte.

Schreien half nichts, alle waren weggegangen, um zu feiern, und das Telefon lag im anderen Zimmer. SCHMERZEN. Aber das waren keine Schmerzen. Schmerzen taten nur weh. Das hier war schlimmer! Nichts ging mehr.

Ich lag wie ein Käfer auf dem Rücken und hatte Wehen ...

Warum jetzt? Wieso hier? Wie werden die Kleinen das schaffen? Oh nein, das überlebe ich nicht ...

Ich fühlte mich unbeschreiblich einsam. Und das war ich auch. Ausgeliefert, nicht fähig, mir selbst zu helfen. Aus einem nicht erklärbaren Grund gab es nach längerer Zeit eine Pause.

Einsam lag ich da. Das Telefon schien unerreichbar – Hilfe schien unerreichbar. Das Schlimmste daran war, sie war auch langfristig nicht in Sicht. Klare Gedanken konnte ich nicht wirklich greifen. Dafür waren die Schmerzen zu stark. Immer wieder kreisten meine Gedanken zwischendurch um die Kinder. Ich hatte Angst, hier alleine zu sein, und Panik vor dem, was nun passiert.

Die Wehen setzten ruckartig wieder ein, wahrscheinlich durch den Stress. Ich konnte nicht einmal mehr an das Telefon, das nur wenige Meter von mir entfernt lag. Hilfe war nicht in Sicht.

Ganze sechs Stunden ging das nun schon so, in denen ich völlig hilflos am Boden gelegen und mich vor Schmerzen gekrümmt hatte.

Meine Mum kam morgens vorbei, weil sie sich über das noch brennende Licht wunderte. Sie fand mich hilflos am Boden, rief die Feuerwehr und trommelte unsere Lieblingskoseoma aus dem Bett, damit diese auf meine Tochter aufpassen würde, während sie mich ins Krankenhaus begleiten wollte.

Es tat mir schrecklich leid, dass alle aus dem Schlaf gerissen wurden. Insbesondere meine Tochter, die ganz verwirrt war und am Bettrand sitzend versuchte, meine Hand zu streicheln. So wie ich es immer tat, wenn es ihr schlecht ging.

Nur diesmal half auch das nicht. Trotz Verzweiflung und Schmerzen hatte ich ein schlechtes Gewissen. Egoismus ist mir fremd. Selbst in Momenten, wo ich vielleicht durchaus das Recht dazu hätte.

Spotlight – leidende Frau am Boden, unfähig zu irgendetwas. Ich schrie vor Schmerzen und versuchte, dem heraneilenden Feuerwehrmann ins Bein zu beißen, um einen Schmerzdruckausgleich zu haben. Wenn ich gekonnt hätte, wäre ich vielleicht aus dem Fenster gesprungen, um dem Ganzen ein Ende zu bereiten, aber im Erdgeschoss lohnte sich das nicht.

Ich flehte, mich von den Schmerzen zu befreien, zerriss das Kissen, auf dem ich lag, und versuchte weiterhin, dem Feuerwehrmann ins Bein zu beißen. Ein zweiter, jüngerer Feuerwehrmann saß still und blass in der Ecke, sah aus wie ein Hund im Tierheim und fragte den älteren immer wieder, ob man mir nicht helfen könnte. Das sei so schrecklich, er hielte das nicht aus.

Der hatte gut reden! Er hielt das nicht aus? Was sollte ich denn dazu sagen! Aber wenigstens mal ein Mann mit Mitgefühl – nein, ich beklagte mich nicht. Ich wusste sein Mitgefühl zu schätzen, auch wenn mir das gerade nicht half. Doch alle mussten wir auf den Storchenwagen warten. Es gab nur einen für die ganze Stadt. Dieser war gerade im Einsatz. Und keiner wusste, wann er wieder frei wäre und einsatzbereit für mich.

Die Zeit blieb stehen. – Es war wie eine Erlösung, als die Hebamme kam. Sie tastete während einer Wehe nach dem Muttermund. Ein unbeschreiblich „angenehmes" Gefühl. Das Gesicht der Hebamme veränderte sich sofort. Kein gutes Zeichen. In jedem Erste-Hilfe-Kurs wurde einem beigebracht, sich nichts anmerken zu lassen und den Patienten zu beruhigen. Wenn also Ärzte tief schnaubten oder Hebammen einen entsetzten Gesichtsausdruck hatten, dann konnte einem das Herz in die Hose rutschen.

Der Muttermund war vollständig eröffnet und der Kopf des ersten Kindes drückte nach unten. Gut – ein Schmerzende war in Sicht! Halt! Nein, die Kinder waren noch nicht so weit, noch viel zu klein, die durften doch noch gar nicht kommen! Keine Frühgeburt, so lautete der Plan.

Nun musste alles schnell gehen. Die Hebamme gab Anweisungen an die Feuerwehrmänner, und diese rannten los. Währenddessen ballte sie ihre Hand in mir zu einer Faust und gab mir den Befehl, nicht mehr zu pressen!

Witzig! Nichts leichter als das! Die Körperkontrolle hatte ich zwar seit fast acht Stunden nicht mehr, aber jetzt, wo sie es ansprach, war es ein Kinderspiel. Ob sie auch schon Kinder hatte?

Wieder eine Wehe. Einfach ignorieren. Wenn es nur so leicht wäre. Jeder, der mal einen Wadenkrampf hatte, hat einen Hauch Ahnung, was eine Wehe ist. Nur, dass diese viel stärker sind und im ganzen Körper aktiv. Wie sollte ich unter diesen Umständen eine Wehe ignorieren und das Pressen unterdrücken?

Ich muss atemberaubend ausgesehen haben. Mit der Faust in meinem Unterleib fühlte mich wie ein Truthahn an Weihnachten, der gefüllt wird. Am 26. Dezember eine besonders passende Beschreibung.

Mit Socken und einem T-Shirt ging es los ins Krankenhaus. In dem Zustand, in dem ich mich befand, war mir aber alles egal. Sollten sie mit mir doch machen, was sie wollten.

Gut, dass es vier Uhr am Morgen und kein Mensch auf der Straße war, der mich so hätte sehen können. Der Weg ins Krankenhaus erschien mir unendlich lang. Wie lange dauerte es denn wohl noch? Ich konnte nicht mehr.

Dann ging es auf direktem Weg in den Kreißsaal. Dort ging alles sehr schnell. Man hievte mich auf einen Untersuchungsstuhl und band mich fest.

Was sollte das denn? Ich bekam Panik!

Man überging mich komplett. Ein unheimlicher Raum. Gefliest bis zur Decke. Ich kam mir vor wie beim Schlachter. Der perfekte Ort, um einen Psychothriller zu produzieren. Die Schwestern und Ärzte passten sich in ihrer OP-Kleidung meiner Schlachthausphantasie an. Dann stapelte noch jemand schreckliche Instrumente neben dem Untersuchungsstuhl.

Ich versuchte, mich zu wehren, aber als Reaktion darauf forderte man mich sehr ruppig auf, mich zusammenzureißen und mich auf die Geburt zu konzentrieren. Wie sollte ich das denn unter diesen Umständen bewerkstelligen? Warum sagte mir keiner, was hier mit mir passierte? Was hatten sie vor?

Ich hatte solche Angst. Doch Fehlanzeige: kein lieber und beruhigender Blick, kein beruhigendes Wort. Meine Bitte nach einem Kissen und nach etwas zum Festhalten fand kein Gehör. Ich wusste nicht, wohin mit meiner Anspannung während der Wehen – meine Arme hingen nur vom Stuhl runter. Ich fragte mich, wann der Alptraum aufhören würde. Was musste ich hier noch ertragen?

Meine Mum erreichte den Geburtssaal und ich war heilfroh, ihr vertrautes, liebes Gesicht zu sehen. Sie stellte sich neben mich und reichte mir unerschrocken die Hand. Sie wusste, ohne viel drumherum zu reden, was ich jetzt brauchte. Da war er, der liebevolle Blick. Und da war auch die Hand zum Festhalten. Es konnte weitergehen.

Die Gedanken waren ganz egoistisch bei mir und nicht bei den Kindern. Ich hatte nur Schmerzen und versuchte, den Wehen entgegenzuatmen, was gefühlt nicht wirklich gelang, denn ich hatte die Kontrolle über meinen Körper seit Stunden verloren und der Schmerz hielt mich in Schach.

Im nächsten Moment gab es einen Knall und das erste Kind hatte die Fruchtblase gesprengt und sich gleich mit geboren. Alle Ärzte und Schwestern, die sich vor mir aufgebaut hatten, waren nass vom Fruchtwasser. Gut gemacht, Kinder! Der Familienzusammenhalt funktionierte schon einmal. Ich konnte mir das Grinsen nicht verkneifen, denn die ruppige Schwester hatte besonders viel abbekommen.

Meine Kinder bekam ich allerdings nicht zu sehen. Mit dem ersten Kind verschwand jemand im Nebenzimmer. „Halte durch, mein Schatz!", konnte ich nur in Gedanken hinterherrufen. Es war erschreckend ruhig im Saal. Warum sagte mir keiner was? Was war mit meinen Babys?

Noch als ich meinem ersten Kind nachsah, spürte ich einen starken Schmerz im Arm. Man hatte mir ohne Vorwarnung eine Infusionsnadel gesetzt, verpasste mir eine Vollnarkose und ich schlief ein, während das zweite Kind geholt und ich ausgeschabt wurde. Kein Wort der Aufklärung, kein Wort der Beruhigung. Wozu auch. Mit Gebärenden schien man nicht zu sprechen! So hatte man die Garantie, eine unvergessliche Geburt zu gestalten.

Während der OP hatte ich sehr viel Blut verloren und man wollte mich nicht an den anderen Gebärenden vorbeischieben. Also verfrachtete man mich kurzerhand in einen Nebenraum. Darin standen Putzwagen, abgedeckte Geräte, und es gab nicht mal einen Klingelknopf. Eine Schwester schaute herein, um Wäsche in einen Schrank zu legen.

Plötzlich kam Bewegung in den Raum, als man feststellte, dass ich aufwachte. Eine Hebamme kam ins Zimmer gestürzt, hielt mir einen Zettel unter die Nase und erzählte was von Notfall, Blut und anderem, das mir unverständlich blieb. Ich unterschrieb, ohne zu wissen, was. Mal sehen, vielleicht hatte ich gerade sieben Waschmaschinen bestellt ...

Tatsächlich hatte ich eine gesonderte Aufnahmebescheinigung für die Neonatologie unterschrieben. Das war die Station, auf der meine frühgeborenen Kinder versorgt wurden. Das Unterschreiben erinnerte mich an ein Haustürgeschäft mit einem Vertreter. Über die Konsequenzen wurde ich mir erst viel später bewusst. Als sich die Nebenwirkungen bemerkbar machten.

Die Hebamme rannte los, blieb aber an der Tür stehen und sagte, dass sie noch dringend einen Namen bräuchte. Ich wusste zwar seit knapp zwei Monaten, dass ich Kinder bekommen würde, aber so schnell hatte ich nicht damit gerechnet. Verdammt! Ich hatte noch keine Namen! Denken war in diesem Zustand auch nicht wirklich drin. Schon gar nicht bei so wichtigen Dingen, wie einem Namen.

LINUS! Das war das Erste, was mir einfiel. LINUS! Da der leibliche Vater nicht anwesend war, musste ich die Entscheidung über die Namensgebung auf die Schnelle alleine treffen.

Man hatte mir nie sagen können, was es für Zwillinge waren. Außer, dass sie zweieiig seien. Zwei Mädchen? Zwei Jungen? Ein gemischtes Pärchen? Mein Gefühl sagte mir, gemischt – Junge und Mädchen –, aber vielleicht war es auch mein Wunschdenken.

Die Hebamme schrieb also den Namen auf und verschwand. Erst in diesem Augenblick ging mir durch den Kopf: Moment mal! Sie hatte weder erwähnt, ob Junge oder Mädchen, noch nach einem zweiten Namen gefragt. Demnach hatte nur ein Kind überlebt.

Ich konnte nicht weinen, aber auch nicht lachen. Ich war zutiefst erschüttert, dass ein Kind gestorben war, freute mich aber über die Nachricht, dass es ein Kind geschafft hatte. Ich war wehmütig und verspürte den starken Drang, zu meinem Kind zu wollen. Ich hatte mich bisher nicht einmal verabschieden können. Ich wollte zu meinem Kind! Ich wollte es in den Arm nehmen und ihm sagen, wie leid und weh es mir tat, es gehen zu lassen.

Eine andere Schwester erschien. Ich fragte, ob ich einen Jungen oder ein Mädchen hätte. „Junge", lautete die Antwort gefühlskalt. Arbeiteten hier nur eiskalte Monster? Das entsprach nicht dem Bild der fürsorglichen Hebamme oder Krankenschwester, das ich bislang gehabt hatte. Aber wenigstens hatte ich in einem Glück gehabt: Ein Mädchen wäre mit dem Namen Linus wohl nicht sehr glücklich geworden.

Ich fragte die Schwester nach dem anderen Kind. „Das ist schon im Müll! Das wurde gleich nach der Geburt entsorgt!"

Dazu fiel mir nichts mehr ein. Sie redete von meinem Kind. Mein Kind war doch kein Abfall! Die verbale Ohrfeige war so unerwartet und stark, dass ich darauf nicht antworten konnte. Nein, es war mehr ein Dolch, der mir ins Innere gestoßen wurde. Mitten in die Gebärmutter, da wo zuvor mein Kind wohlbehütet gewesen war.

Ich schaute die Schwester geschockt an. Die Reaktion ihrerseits war trotzdem gleich null. Ich konnte mich tatsächlich nicht verabschieden. Mein Kind war namenlos zurückgeblieben, aus dem Mutterleib gerissen und entsorgt worden. Wo war eigentlich der Punkt, an dem ich nicht mehr konnte, überschritten? Es erstaunte mich immer wieder, wie viel ich ertragen konnte. Aber ich war nicht länger bereit, die brave Patientin zu spielen, mit der man machen konnte, was man wollte. Mit ihren Kindern schon gar nicht!

Die Umgangsform war nur eine Sache. Wütend machte mich dieses Schweigen. Wo war mein Kind? Wo war Linus? Was war mit ihm? Ich wollte sofort zu meinem Sohn! Lautstark begann ich, im Kreißsaal alle auf mich aufmerksam zu machen und zu fordern, dass man mich sofort zu Linus bringen sollte. Man versuchte, mich zu beruhigen, schaffte es aber nicht. Ich war zwar schwach, aber zu allem bereit.

Meine Oma hatte immer gesagt, man solle nie eine Mama herausfordern: Es würde im Ernstfall kein Unterschied bestehen zwischen einer reißenden Löwin, die um ihre Jungen kämpfte, und einer Mutter, die ihre Kinder verteidigte. Ich bin Schütze vom Sternzeichen, aber im Notfall hätte ich auch ohne Pfeil und Bogen agiert.

Einer der Ärzte versprach, mit mir zusammen einen Stopp bei meinem Sohn zu machen. Na also, es ging doch! Warum musste man um eine Selbstverständlichkeit so kämpfen? War es nicht für Mutter und Kind wichtig, eine Bindung aufzubauen und sie zu festigen? Hatte man hier keine pädagogischen Fortbildungen? Mir egal. Ich wollte zu meinem Kind. Zu dem Kind, das nicht im Müll gelandet war.

Auf das, was ich dann auf der Frühchenstation zu sehen bekam, war ich nicht im Geringsten vorbereitet gewesen. Ich hatte schon entsprechende Berichte im Fernsehen gesehen, aber die Realität war unbeschreiblich grausam.

Man führte mich in einen abgedunkelten Raum – ständige Alarmgeräusche, der Geruch … ein beklemmendes Gefühl machte sich breit. Ich fühlte mich klein und unsicher. Wir hielten vor einem kleinen Kasten, der an ein Terrarium erinnerte. Der Arzt verkündete stolz, dass das kleine nackte Etwas unter der durchsichtigen Plastikfolie mit Tausenden von Schläuchen Linus sei. Oh, mein Gott!

Linus, mein Küken

Mir wird schwindlig und übel zugleich. Das kleine Etwas hat starke Ähnlichkeit mit einem Küken, das zu früh aus dem Nest fällt. Mein Sohn ist so groß wie meine Handfläche. Seine Haut ist wachsähnlich und durchsichtig, überall sind Schläuche, und ein riesiger Beatmungsapparat lässt seinen ganzen Körper ruckartig hoch und runter bewegen.

Das soll mein Kind sein? Wie schrecklich! Ich habe das dringende Bedürfnis, diesen Kasten aufzureißen, alle Schläuche zu entfernen, mein Baby fest an meine Brust zu pressen und ganz schnell mit ihm wegzulaufen.

Stattdessen traue ich mich nicht mal zu atmen! Ich fühle mich unendlich hilflos, kenne keinen der Menschen, die hier arbeiten.

Ist mein Sohn wirklich in guten Händen? Ich kann ihn doch nicht einfach hierlassen! Aber ich muss ihn hierlassen. Es ist seine einzige Chance. Wie furchtbar. Ich kann nichts tun … Der Arzt erzählt ungehindert. Ich kann ihm kaum folgen. Bin innerlich wie versteinert. Er sagt was von Sättigungen, Sauerstoffüberprüfung, Tubus …

Vormerken: Arztstudium nachholen, damit du was verstehst!

Eine kleine Willkommensmappe wäre eine schöne Idee. Damit man ein wenig in die Materie eintauchen kann – behutsam. Ich nicke, versuche wirklich zu verstehen, wovon er redet, aber es kommt kaum etwas an. Die Folie sei wichtig und der Kasten auch, weil mein Junge seine Körpertemperatur noch nicht halten kann. Er bekommt Antibiotika, Koffein und Eisen.

Was ist zur Abwehr und was zur Atemunterstützung? Antibiotika? Ich habe das Zeug mein ganzes Leben noch nicht genommen, und mein Baby bekommt es nach der Geburt an Stelle von Muttermilch! Es werden immer mehr Infos und mein Kopf platzt fast.

Mein Blick weicht dabei nicht von Linus. Ich rede mir selbst Mut zu: „Sieh dir an, was er durchmacht! Dann kannst du auch stark sein! Nein, ich muss stark sein – für ihn stark sein! Wir schaffen das, mein Kleiner!"

Auf dem Kopf trägt Linus einen Verband, als Mützenersatz. Glücksgefühle, die man normalerweise nach einer Geburt hat, stellen sich so sicher nicht ein. Dafür die ersten Schuldgefühle. Bin ich schuld? Hätte ich was ändern oder verhindern können? Nur ein paar doofe Wochen, Tage oder vielleicht ein paar Stunden länger im Bauch? – Minuten?

Der Arzt fordert mich auf, mein Kind ruhig anzufassen. „Spinnt der?", denke ich. Wie soll das gehen, bei all den Schläuchen! Linus schnauft schon jetzt vor Schmerzen! Ich habe solche Angst! Angst, ihm weh zu tun, Angst, etwas falsch zu machen ...

Vorsichtig streichle ich ihn am Arm mit nur einem Finger, durch ein kleines Bullauge im Inkubator.

Seine Haut ist unglaublich weich und zart, er schnauft nochmal tief und wird dann immer ruhiger. Mühsam versuche ich, meine Tränen zurückzuhalten, aber es fällt mir schwer.

Gerade, als sich die ersten Glücks- und Muttergefühle einschleichen, beginnen mehrere Monitore, Alarm zu schlagen, und Linus läuft blau an. Von überall kommen Ärzte und Schwestern, reißen den Inkubator auf, rupfen an ihm herum, feuern ihn an und sprechen mit ihm.

Ich mache entsetzt mehrere Schritte zurück. Hilflos fühle ich mich, unendlich hilflos, wieder einmal. Ich weiß nicht, was passiert, und ich kann nichts für mein eigenes Kind tun, das laut den Werten der Überwachungsmaschine mit dem Tod kämpft. Ich muss wildfremden Menschen das mir Wichtigste anvertrauen – eines meiner Kinder! Stehe völlig unter Schock. Stirbt er jetzt? Nein, bitte nicht! Wenn ich nur irgendetwas tun könnte.

Genauso schnell, wie alle gekommen sind, sind sie auch wieder weg. Nur ich stehe wie versteinert immer noch an der Wand. Dem Arzt scheint dies nicht einmal aufgefallen zu sein, er erzählt da weiter, wo er vorher aufgehört hat. Mich nimmt gefühlt keiner wahr. Hallo? Ich habe Respekt für die medizinische Arbeit, aber mein Kind ist hier gerade fast vor meinen Augen gestorben! Das empfinde ich nicht als normale Alltagssituation.

Plötzlich schaut mich der Arzt an und hält in seinen Erzählungen inne. Seine Stimme wird sanfter und er versucht, mich zu beruhigen. Diese Atemaussetzer seien leider normal. Vor allem in Entspannungsphasen, wenn die Kinder zur Ruhe kämen, würden sie einfache Dinge, die bei uns unbewusst ablaufen, vergessen. So zum Beispiel das Atmen, wenn die Mami sie streichelt.

Mir geht durch den Kopf, dass ich mein Kind durch das Streicheln fast umgebracht hätte ...

Der Arzt meint, man müsse die Kinder dann wieder ans Atmen erinnern, aber es sei für Mutter und Kind sehr wichtig, sich gegenseitig zu spüren. Und dem Kind täte es gut, sich bei all dem Stress auch einmal fallen lassen zu können.

Aha, ich habe mein Kind also nur beinahe umgebracht, aber es war zu seinem Guten ...

Er wisse, meint der Arzt, dass es sehr erschreckend für mich sei, aber Linus würde sehr bald lernen, zu atmen, und er würde das Kuscheln dann umso mehr genießen.

Super! Somit wird das Kuscheln zu einer Art Dauermordauftrag mit hoffentlich gutem Ausgang! Sich dabei wohlfühlen sieht anders aus. Ich bin schrecklich durcheinander. Die Eindrücke und mein physischer Zustand geben mir den Rest ...

Linus' Gewicht – 1.118 Gramm und damit laut allen Informationen, die man als Laie so bekommen kann, ganz normal und sogar etwas über dem Durchschnitt – sei zwar nicht gut, aber auch nicht schlecht, geht es nun weiter mit der Erklärung.

Man versucht, mir Mut zu machen. Das Atemgerät würde eventuell bald entfernt werden und der Arzt macht ein Foto von Linus, das er mir mitgibt. Ich werde es auf meinem Nachttisch aufstellen und mich daran innerlich festhalten. Beim Erstellen des Bildes weint mein Sohn bitterlich. Ein verzerrtes, verkrampftes, nacktes Hühnchen. Mein Küken.

Das Foto ist der erste Hoffnungsschimmer an diesem Tag. Gut, es ist ja erst acht Uhr. Ich habe aber schon viele Stunden hinter mir. Der Arzt erzählt mir noch, dass Frühchen sehr empfindlich in allen Sinnesbereichen seien (besonders licht- und geräuschempfindlich), deswegen sei die Station abgedunkelt und die Kinder hätten zusätzliche Deckchen auf ihren Kästen liegen.

Einkaufszettel: Deckchen besorgen.

Muttermilch könne ich in einem extra Raum auf der Station abpumpen, diese würde man dann im Kühlfach lagern und dem Kind über eine Sonde in den Magen spritzen. Nun werde ich hellhörig: Muttermilch. Super! Nicht nur Medikamente. Das Gefühl, etwas beitragen zu können und zu dürfen. Milch, möchte ich sagen, klar, so viel sie wollen! Wenn es sein muss und hilft, mach ich nichts anderes mehr!

Einkaufszettel: Milchflaschen besorgen, mindestens 1000 Stück.

Im Großen und Ganzen sei der Zustand meines Sohnes derzeit gut, mehr könne man nicht sagen. Schön, das will ich aber nicht hören. Ich will Folgendes gesagt bekommen: „Am Montag ist alles wieder gut und Sie können mit Ihrem Sohn nach Hause gehen." Das passiert jedoch nicht. Der Arzt meint, er könne nicht in die Zukunft schauen. Normalerweise, wenn alles gut gehe, kämen die Kinder um den normalen Geburtstermin nach Hause.

Wir haben Weihnachten. Die beiden sollten Ende März oder Anfang April kommen. Das sind ja noch mehr als drei Monate! Was bedeutet in diesem Fall „wenn alles gut geht"? Was ist das denn für eine Aussage? Mir fällt es unbeschreiblich schwer, auf mein Zimmer zu gehen. Was, wenn es ihm nicht gut geht? Was, wenn der nächste Anfall nicht so gut verläuft? Oder ich nicht bei ihm bin? Was, wenn sie mein zweites Kind ebenfalls entsorgen?

„Nein", mache ich mir selber Mut, „denk nicht so was! Das wird schon nicht passieren! Alles wird gut. Vielleicht nicht bis Montag ... behalten wir mal Dienstag im Auge."

Traurig sehe ich mir das Bild an, kann mich darüber aber nicht mehr freuen. Es macht mir Angst. Ich finde es grausig, würde es am liebsten in Stücke reißen.

Erstmal erholen. Im Zimmer stehen zwei Betten, das zweite ist noch leer. Ruhe. Augen zu und schlafen. Darauf habe ich so viele Tage und Nächte verzichtet. Aber: Die Tür springt auf und knallt mit Schwung an die Wand. Herein stapft eine Schwester, brüllt mir entgegen: „Hatten Sie heute schon Stuhlgang?" Sie hechtet an meinem Bett vorbei, reißt ein Fenster auf und stampft aus dem Zimmer.

Ich stehe völlig neben mir. Was war das denn gerade? Und hey, nein. Ich hatte heute so ziemlich alles! Nur den Stuhlgang habe ich ausgelassen. Danke der Nachfrage. War nett, Sie kennenzulernen.

Erholen? Das klappt ja wieder blendend.

Eine weitere Schwester kommt ins Zimmer und gratuliert mir stürmisch zur Geburt. Ich nicke nur dankend, fühle mich seltsam. Gratulieren? Wozu? Zu einem toten Kind im Müll? Dass man den Geburtssaal überlebt hat? Dass ein weiteres Kind vor meinen Augen fast gestorben ist? Es fühlt sich an wie bei einem Wettlauf. Man kommt als Letzter durchs Ziel und wird nur zum Sieger erklärt, weil alle anderen disqualifiziert wurden. Man kann die Gratulation nicht ernstnehmen. Sich nicht freuen.

Mach dich vom Acker, ich will alleine sein, denke ich. Knurre aber nur ein „Danke" vor mich hin. Sie lacht und sagt, dass sie das schon fröhlicher vernommen hätte. Ob ich noch sehr müde sei. Sie veräppelt mich wohl. So doof kann keiner sein. Ich bin ein Neuzugang, habe gerade entbunden. Macht man das so als Frau nebenbei in der Mittagspause?

Mein romantisches Bild von empathischen Krankenschwestern und Ärzten wird auf eine harte Probe gestellt. Oder bin ich eventuell negativ eingestellt? Irgendwie drängt sich der Verdacht auf, dass ich nicht verstanden werde mit all dem, was ich durchmache in den letzten Stunden.

Rückblickend war es wohl auch meine Überempfindlichkeit. Ich war übersensibel, mürrisch, verängstigt, überfordert und übermüdet. Ich wollte in Watte gepackt werden, war in einer Schocksituation, wollte jemanden, der mich in den Arm nimmt, ins Bett packt, mir einen Tee bringt und mich vor all dem Stress schützt. Doch den gab es nicht. Ich war schutzlos, so wie mein Kind.

Die Schwester fordert mich auf, das Bett zu verlassen, damit sie es frisch beziehen kann. Wozu denn das? Ich liege gerade mal zwei Stunden darin. Die spinnen wirklich alle hier! Ich will nach Hause in mein Bett, aber ohne meinen Sohn gehe ich nirgends hin.

Unbeirrt spricht die Pflegerin weiter: Mein Kreislauf soll in Schwung gebracht werden und ich soll auf Toilette gehen. Welcher Kreislauf? Ich tue, wie mir befohlen, nur um meine Ruhe zu bekommen. Die Naht macht sich bemerkbar und ich kann mich nicht richtig bewegen, geschweige denn hinsetzen.

Ich verfluche die Welt, mich, die Männer, die einem das antun und einen dann im Stich lassen. Vor dem Toilettengang bekomme ich eine Einweisung: wie ich mich und die Toilette davor und danach zu reinigen hätte. Ich habe nur einen Gedanken: Schlafen! Ich tue nachher auch alles: Flur wischen, Tisch decken, Fenster putzen … Lasst mich nur endlich schlafen!

Die Tür muss ich offen lassen, davor steht die Schwester Wache und ich finde – logisch – meine Blase nicht mehr, um sie zu öffnen. „Machen Sie sich keinen Stress. Ich kann warten."

Wie war das mit dem nicht vorhandenen Schamgefühl? Ich habe noch eines, weshalb ich nur ironisch denken kann: „Ich fühle mich überhaupt nicht beobachtet und unter Stress gesetzt. Das ist nämlich total lustig mit fremden Frauen, die mir auf der Toilette Gesellschaft leisten. Das wollte ich eigentlich immer schon mal ausprobieren …"

Ruhe habe ich auch nach dem Prozedere nicht: Untersuchungen, Reinigungskräfte und Anrufe.

Am Nachmittag lasse ich mich nochmal zu meinem Sohn bringen. In Zeitlupe schiebt mich eine Schwester über die trostlosen Flure zur Neonatologie. Dort muss ich mich ebenfalls einer Hygieneeinweisung unterziehen. Durch eine Schleuse, Hände reinigen, selbige desinfizieren, Handschuhe, Kittel, Haarnetz und Mundschutz anlegen. Bei jedem Besuch Pflicht. Der kleinste Erreger kann eine Infektion erzeugen, an der Linus sterben könnte. Ich habe keinen Hygienefimmel, aber trotzdem das Bedürfnis, dreimal die Schleuse durchlaufen zu wollen. Was, wenn ich aus Versehen eine Stelle auslasse?

Zu meiner Überraschung ist Linus' Atemgerät weg und er schnauft angestrengt alleine. Anfassen traue ich ihn mich noch nicht. Zu tief sitzen die Ereignisse vom Vormittag. Stattdessen erzähle ich ihm etwas und es scheint, als versuche er den Kopf in meine Richtung zu drehen. Als Alleinunterhalterin komme ich mir zwar ziemlich blöd vor, aber was tut man nicht alles für sein Kind. Ich bilde mir ein, ein kleines Lächeln gesehen zu haben.

Zurück auf dem Zimmer bekomme ich Besuch von meiner Mum und meiner Tochter. Die beiden bringen mir ein wenig Sonnenschein in den grausamen Tag. Meine zweijährige Tochter ist eine stolze große Schwester, aber noch sehr mitgenommen von den vergangenen Stunden. Unsere Koseoma hat die ganze Nacht mit ihr durchgemacht – vor Aufregung. Die Armen. Ich bin allen immer noch sehr dankbar, dass sie für mich da waren und sind, und habe ein schlechtes Gewissen, weil sie so mitleiden.

In der anschließenden Nacht kann ich kaum schlafen. Mein Bauch fehlt mir – er wirkt unendlich leer – und die Naht stört. Ich finde keine Schlafposition. Meine Gedanken überschlagen sich. Ob Linus schläft? Ob es ihm gut geht? Sie würden es mir doch sagen, wenn es ihm nicht gut geht, oder? Oder?

Zurechtfinden

In den frühen Morgenstunden schlafe ich erschöpft ein.

Rumms … Die Tür knallt auf.

„Guten Morgen, hatten Sie schon Stuhlgang?"

Und täglich grüßt das Murmeltier – oder die Stuhlgang-Elfen-Krankenschwester. So treffsicher, wie ich die Blase verfehle, ist an Stuhlgang nicht zu denken. Schon gar nicht in Verbindung mit der Narbe! Wann hätte ich mich zum Stuhlgangdienst melden müssen? Um drei Uhr, damit ich drei Stunden später Bericht erstatten kann?

Wie bekommt man den Kreislauf von unwilligen Patienten morgens um sechs Uhr in Gang? Man reißt bei eisigen Temperaturen das Fenster auf und überlässt sie ihrem Schicksal. Mein Überlebensinstinkt ist jedenfalls so ausgeprägt, dass ich selbst auf allen Vieren gekrochen wäre, um das Fenster wieder zu schließen. Bedingt durch meine Naht gelingt es mir in rekordverdächtigen 15 Minuten, das Fenster zu erreichen und wieder zu schließen.

Auf dem Flur genieße ich den Anblick von etwa einem Dutzend scheintoten Müttern in Bademänteln, die wie Zombies um das Buffet schlürfen. Zombiewalk – mitten in der Gegenwart. Ich fühle mich gleich viel attraktiver! Mutterwerden ist was Tolles. So wird es einem doch immer vorgeschwärmt. Das Positive ist, dass es am Buffet sehr gesittet zugeht. Offenbar sind alle zu schwach und zu müde, um zu schubsen oder zu drängeln.

Die Visite ist der Höhepunkt des Vormittags. Ich werde beschimpft, dass ich vor der Entbindung das Krankenhaus verlassen hätte. Richtig, gebt mir noch die Schuld. Mit mir kann man es ja machen. Nett bleiben ist meine Devise. Alles andere erscheint mir sinnlos und unangemessen. Mehrere meiner Freunde studieren Medizin und sind angesichts von 30-Stunden-Schichten mehr als gestresst und erschöpft. Ich bin der festen Überzeugung, dass sich diese Überlastung unbewusst im Umgang mit den Patienten widerspiegelt.

Der Arzt erklärt mir, dass der andere Zwilling im Bauch gestorben sei und mein Körper zum Schutz beide abgestoßen habe. Und wieder: Gebt mir ruhig die Schuld! Ihr hättet nichts tun können, aber ich bin die Doofe!

„Naja, in Ihrem Alter hat man halt keine Ahnung!", verkündet der Gott in Weiß. Warum sollte ich auch? Ich dachte, das sei ärztliches Spezialgebiet. Aber ich reiße mich zusammen: Immer nett bleiben.

Den Arzt habe ich gefressen. Er erklärt vor versammelter Mannschaft, meinen Unterleib untersuchen zu wollen, und zwar von innen. Ich hingegen erkläre ihm, dass ich dazu durchaus anderer Meinung bin. Nicht im Traum denke ich daran, diesen rohen Arzt nur in meine Nähe zu lassen. Nicht einmal ich selbst würde mich momentan da berühren wollen. Wutentbrannt verlässt er mit seinem Gefolge den Raum. Zwei der ihm nacheilenden Herren grinsen mir zu und recken ihre Daumen nach oben.

Meine Hebamme, bei der ich mich ausheule, bestätigt mir im Nachhinein, dass eine solche Untersuchung überflüssig sei, es sei denn, man habe Beschwerden. Eins zu null für mich!

Am Abend drücke ich mich eine Weile vor einem weiteren Besuch bei meinem Sohn, bevor ich mich doch auf den Weg mache. Ich fürchte mich vor seinem Anblick.

Man teilt mir mit, dass das Atemgerät wieder eingesetzt werden musste. Alles furchtbar, schrecklicher Mist! Die Tränen laufen und meine Welt bricht ein weiteres Mal erbarmungslos zusammen.

Linus weint bitterlich. Er verweigert den Kontakt, schlägt um sich. Mir wäre im Leben nicht eingefallen, dass ein so kleines Wesen überhaupt weinen kann – und dann auch noch so stark. Es klingt nicht wie das Weinen eines Babys. Mehr wie ein brodelndes Wimmern. Mein Sohn holt keine Luft dazwischen. Was ich höre, geht mir durch Mark und Bein. Ich kann nur bei ihm sitzen und von außen Trost spenden.

So hocke ich in den nächsten Tagen stundenlang vor dem Kasten. Manchmal still, manchmal erzähle ich etwas. Ich bin nur da. Ich feuere ihn immer wieder an: Gib nicht auf, Kleiner! Du schaffst das! Bitte! Lass mich hier nicht zurück! Andererseits: Wenn es für dich besser ist, dann quäl dich nicht, schlaf ein.

Bei diesem Gedanken kann ich die Tränen nicht mehr zurückhalten und renne aus der Station. Jedenfalls gefühlt. In Wahrheit quäle ich mich im Rollstuhl langsam durch das Wirrwarr von Kästen. Ich achte auf piepende Maschinen, will nirgends dagegenkommen, nichts berühren. Endlich bin ich raus. Ich ertrage es nicht, ihn so zu sehen!

Eine Schwester läuft mir nach und nimmt mich in den Arm. Sie tröstet mich und spricht mir Kraft und Mut zu. Ein Mensch mit Gefühlen. Endlich! – Ich frage mich, wie man hier nur arbeiten kann. Täglich die Qualen der Kinder ertragen und sterbende Kinder um sich haben. Entweder man muss von Natur aus kaltherzig sein – oder wohl genau das Gegenteil.

Ich bin sehr dankbar, dass meinem Sohn geholfen wird, aber ich könnte hier nicht arbeiten. Die Schwester zeigt mir die sogenannte Milchbar – ein Zimmer, in dem „Melkmaschinen" für die Mütter stehen. Ich habe wenigstens ein wenig das Gefühl zu helfen und pumpe stolze 100 Milliliter Milch ab. Bei zwei Milliliter, die Linus alle drei Stunden bekommt, dürfte das erstmal reichen.

Bei Frauen, so mein Gefühl, ist es wie bei Männern, die gegenseitig ihre Autos begutachten: Menge, Zeitaufwand und Art des Abpumpens sind Kriterien zur Bewertung von Anerkennung. Die anderen armen Frauen sitzen stundenlang an diesen Maschinen. Wenn das Kind nicht angelegt werden kann, bleibt die Milch oft ganz aus oder ist nur in geringerer vorhanden. Die Nachfrage regelt eben das Angebot.

Ich bevorzuge, wie schon bei meiner Tochter, das Ausstreichen mit der Hand. Es ist weniger schmerzhaft und geht schneller. Ich muss also immer nur in das Zimmer hinein, streiche die Milch aus und greife nach der nächsten leeren Flasche, um diese aufzufüllen. Der Neid aller Anwesenden begleitet mich auf dem Weg nach draußen, wenn ich nach weniger als fünf Minuten den Raum wieder verlasse. Mir gibt das Selbstvertrauen: Endlich mal eine Sache, die unabhängig vom Alter funktioniert.

Auf dem Rückweg auf die Frühgeborenenstation nehme ich mir das erste Mal Zeit und betrachte all die Baby- und Kleinkinderbilder, die auf dem Flur hängen. Lauter Fotos von dankbaren Eltern und Kindern, die es geschafft haben.

Nach einiger Zeit entdecke ich ein kleines Mädchen: Sie ist in der gleichen Schwangerschaftswoche wie Linus geboren und hatte zu diesem Zeitpunkt das gleiche Gewicht. Sie lacht in die Kamera und sieht sehr glücklich aus. Dieses Kind hat es geschafft. Dann wird Linus es ebenfalls schaffen!

Ich sauge mich regelrecht in das Bild. Hoffnung! Und sei sie noch so gering wie ein Foto. Viele der abgebildeten Kinder sind sogar noch viel kleiner gewesen zum Zeitpunkt der Geburt und haben ihren schwierigen Start gemeistert. Noch mehr Hoffnung!

Vormerken: Wenn wir zu Hause sind, bringe ich garantiert ein Bild von Linus an dieser Wand an.

In der Station ist es warm und stickig. Da die Frühchen noch Schwierigkeiten haben, ihre Körpertemperatur zu halten, sind die Räume überwärmt: Mama-, Ärzte- und Schwesternsauna. Arbeiten unter Extrembedingungen. Bei der Gelegenheit werden mir noch gleich ein paar Regeln erklärt, bevor ich wieder auf mein Zimmer verschwinde. Besuchszeiten, Abläufe, wo ich mich anmelden und worauf ich achten muss.

Eine Regel finde ich sehr schwer: Ich soll nicht in die anderen Inkubatoren schauen. Natürlich würde ich gerne vergleichen oder mich mit anderen Eltern austauschen. Dass man nicht „glotzt" und nicht im Zoo ist, empfinde ich als selbstverständlich. Die Schwestern argumentieren anders: Man solle sich auf das eigene Kind konzentrieren, das brauche die ganze Kraft. Diese harte Aussage würde ich schneller verstehen, als mir lieb ist. Aber das weiß ich zu diesem Zeitpunkt noch nicht.

Ich stelle Fragen und bombardiere die arme Schwester regelrecht: Wie lange reicht die Milch? Was kann ich noch alles tun? Wie geht es weiter? Womit muss ich rechnen? Was ist, wenn ich nach Hause gehe? … Am beruhigendsten für mich ist das Angebot, jederzeit anrufen zu dürfen, um zu fragen, wie es Linus geht.

Ein wenig erleichtert, aber auch erschöpft mache ich mich auf den Weg zu meinem Zimmer. Dort wartet mein Sonnenschein schon auf mich. Meine Tochter hat ein schönes Bild gemalt und versucht, mich aufzumuntern. Eine alte Freundin mit Anhang taucht auf, um mich zu überraschen. Nach dem Besuch bin ich kurz vor dem Umfallen. An Schlafen ist nicht mal ansatzweise zu denken.

Im Nebenzimmer geht es hoch her: Eine andere junge Mutter feiert die Geburt mit Familie, Freunden und Bekannten. Ich freue mich für sie und bin zugleich zutiefst eifersüchtig. Die Besucher kommen mit bunten Luftballons, großen Geschenken und so vielen Blumen, dass sie auf den Flur gestellt werden müssen, weil das Zimmer für ein empfindliches Babynäschen sonst zu intensiv riecht.

Ich sitze allein am Fenster nebenan, es schneit und mir wird schmerzlich bewusst, wie einsam ich mit der Situation bin und wie unerwünscht mein eigenes Kind zu sein scheint. Bei mir steht ein kleiner Strauß, den meine Freundin im Klinikshop unten erworben hat. Ich habe mich brav bedankt, aber selbst sie gab kleinlaut zu, dass es einem Grabschmuck ähnle – wegen der Tanne darin.

Ich würde mich am liebsten im Bett verkriechen, die Decke über den Kopf ziehen und die Finger in die Ohren stecken. Keine Luftballons schmücken mein Zimmer, Linus hat keine Geschenke, die ihn willkommen heißen. Keiner fragt, wie es ihm geht. Es gibt keine Glückwunschkarten, die man später in ein hübsches Album kleben kann.

Hilfe oder Störfaktor?

„Morgen, hatten Sie …" Wahh! Ich kann es nicht mehr hören!

Nach der Visite mache ich mich auf zur Neonatologie. Ohne Rollstuhl. Andere pilgern den Jakobsweg. Kürzer kommt mir mein Vorhaben auch nicht vor. Nur bin ich ohne Proviant.

Jedes Kind hat eine eigene Schwester und der Stationsarzt ist auch jederzeit verfügbar. Alle drei Stunden werden alle Nadeln im Körper von Linus gewechselt. Da nicht viel Platz zum Versetzen ist, muss jede mögliche Stelle in Betracht gezogen werden. Gruselig, mein Magen dreht sich mir um. Stark bleiben, zuhören. Es ist wichtig.

Der kleine Körper von Linus ist übersät von blauen Flecken, die die Nadeln hinterlassen haben. Selbst die Fußsohle und der Kopf werden zum Einstechen genutzt. Auch wenn ich weiß, dass dort die Venen oft geeigneter sind als am restlichen Körper, kann ich mir das nicht ansehen, es zieht sich alles in mir zusammen und zugleich zerreißt es mich.

Dann werden die Windeln erneuert und sie werden sogar gewogen, um zu sehen, wie hoch der Uringehalt ist – eine Überprüfung, ob die Nieren funktionieren. Medikamente werden verabreicht: Eisen, Koffein, Antibiotika. Muttermilch wird über die Sonde in den Magen gespritzt. Werte werden kontrolliert, notiert ...

Ich soll beim nächsten Mal die Windel wechseln. Ich grause mich davor, wenn ich all die Schläuche sehe. Man müsste ein Oktopus sein und acht Arme besitzen, um das zu schaffen. Ich soll mit meinem Kind immer reden, damit es sich sicher und wohl fühlt, Bezug und Vertrauen aufbauen kann. Linus kennt meine Stimme aus dem Bauch und kann sie wiedererkennen. Daher arbeitet man mit Tonbändern, auf denen die Stimme der Mutter aufgenommen und in deren Abwesenheit abgespielt wird, damit das Kind sich besser entwickelt. Aber wer redet mit mir?

Einkaufszettel: Tonbänder kaufen und besprechen.

Mir schwirrt der Kopf. Alles erscheint wichtig. Alles ist so neu. Auf der Station versuchen die Schwestern, Linus ein bisschen Wohlgefühl zu vermitteln. Dafür wird seine Spieluhr genutzt, die ich schon in der Schwangerschaft für ihn vorgespielt habe. Sie wird immer betätigt, wenn ich da bin. Falls ich nicht kann, machen die Schwestern sie an – und suggerieren Linus, ich sei da. Ich bekomme Wickeltücher mit, die ich im BH trage und auf der Station abgeben kann. Sie werden in den Kasten gelegt, denn der Milchgeruch soll den Saugreflex anregen und Linus kann meinen Körpergeruch wahrnehmen. Das ist nicht anders als bei Frauen, die sich das Hemd von ihrem Mann klauen, um seinen beruhigenden Geruch um sich zu haben.

Mir ist schon in den letzten Tagen aufgefallen, dass ich nur wenige Eltern auf der Station sehe. Meist bin ich die einzige Mutter. Liegt das an den Feiertagen? Eine Krankenschwester klärt mich auf: Die meisten Eltern seien überfordert, fühlten sich überflüssig, und bei ausländischen Eltern sei die Sprachbarriere ein Problem.

Dann fährt sie fort: Harte Zeiten könnten mit Bluttransfusionen, Röntgen, Infekten und Weiterem auf mich zukommen. Eine sehr stressige Zeit könne dann noch vor mir liegen. Ich solle meine Kräfte einteilen und für Ruhephasen sorgen.

Die ist ja lustig, denke ich mir. Was denkt die sich? Der Stress kommt nicht erst, er ist schon lange da und scheint sich sehr wohl zu fühlen, denn er weicht mir nicht von der Seite. Ich werde demnächst „Stress" als Zusatz auf meinem Türschild eintragen lassen, damit der Postbote auch Bescheid weiß.

In mein Zimmer bekomme ich eine Mitbewohnerin. Sie hat vereinzelte Wehen, wahnsinnige Angst und ist insgesamt sehr unruhig. So viel zu meiner Ruhe. Meine Bettnachbarin hat vor drei Jahren ein Mädchen tot geboren und nun Panik vor der Geburt. Verständlich! Ihr Mann arbeitet Nachtschichten und hat nicht viel Zeit, um bei ihr im Krankenhaus zu sein.

Bevor mir die Augen zufallen, gilt mein letzter Blick dem Foto von Linus. Zweifel machen sich breit. Habe ich das Recht, ihm das anzutun? Ist es falsch, ihn so egoistisch auf Teufel komm raus zu quälen, nur weil ich ihn nicht verlieren will?

Was mir fehlt, um positiv in die Zukunft zu schauen, ist eine optimistische Statistik, eine bejahende Einschätzung von den behandelnden Ärzten und Schwestern. Man kann mir jedoch zu keinem Zeitpunkt das sagen, was ich hören will: „Nur noch ein paar Tage, dann ist es geschafft. Alles wird gut. Egal, wie viel Leid jetzt zu ertragen ist."

Es gibt immer nur schwammige Aussagen, man könne keine Prognosen abgeben. Im Moment sei es so und so. Den Moment sehe ich selbst, aber ich will das Gefühl haben, dass alles, was Linus durchmacht, einen Sinn hat, und dass er irgendwann zusammen mit mir das Krankenhaus verlassen kann.

Mein Kind geht hier durch die Hölle und es schmerzt unendlich, das zu sehen. Die Geräte, ständiges Pieksen, Medikamente. Habe ich das Recht, über sein Weiterleben zu entscheiden, obwohl es rechtlich ganz klar ist, dass ich das offiziell in seinem Namen darf? Was, wenn der Kampf umsonst ist? Diese Gedanken schiebe ich verzweifelt zur Seite. Ich sage mir: Ohne Kampf hat er gleich verloren und hatte nicht einmal die Chance zu leben.

Mein Blick wandert noch rasch auf die Uhr, die mir signalisiert: schnell einschlafen, nur noch eine kurze Nacht.

Andererseits: Gleich kommt meine Lieblingskrankenschwester. Ich postiere mich hinter der Tür. Den Griff habe ich fest in der Hand und horche auf die Geräusche auf dem Flur. In meiner Hand ruht ein Becher mit: Stuhlgang. Als sie vor der Tür steht und diese öffnen will, reiße ich die Tür auf und schreie in ihrer Lautstärke:

„Morgen, ja, ich hatte Stuhlgang! Beweismaterial überreiche ich Ihnen hiermit feierlich, und das Fenster brauchen Sie auch nicht zu öffnen, mein Kreislauf ist ebenfalls schon in Gang."

Ich drücke einer mehr als verdatterten Schwester den Becher in die Hand. Ein energisches Türenknallen folgt meinerseits und vor der Tür bleibt eine überforderte Krankenschwester mit Becher in der Hand zurück. Das war überfällig und ich ziehe mich zufrieden in mein Bett zurück. Ob die morgen einen Bogen um das Zimmer macht?

Nach dem Zombiefrühstück mache ich mich – trotz durchwachter Nacht und entsprechender Müdigkeit – auf zur Neonatologie. Ich empfinde mich mehr als Störfaktor als eine wirkliche Hilfe, stehe mehr im Weg, als dass ich unterstützen kann.

Linus ist verschleimt und wird abgesaugt. Ein Absauggerät wird eingeführt, es klingt schlimmer als beim Zahnarzt. Linus wehrt sich, schimpft, fuchtelt wild mit den Armen.

Die Schwester lacht und ist der Meinung, dass er ein ordentlicher Kämpfer sei. Soll ich mich darüber freuen? Er leidet!

Für mich ist nicht erkennbar, wann ein Alarmton die Schwestern zum Rennen oder Schleichen veranlasst. Die Maschinen mit den Kurven verunsichern mich. Das Personal hat seine eigene Sprache und ich begebe mich in eine fremde Welt, die mit dem Öffnen der Schutztür beginnt. Werde ich mich hier je zurechtfinden? Ich muss, wenn ich meinen Sohn bald mit nach Hause nehmen will.

Nur, wie kann ich mich informieren? Bücher lesen? Fragen stellen? Wie soll ich nach etwas fragen, das ich nicht kenne. Habe ich jemanden im Freundeskreis, der aus dem Bereich ist? Jemanden, der mir weiterhelfen könnte? Leider fällt mir keiner ein, trotz der Freunde, die Medizin studieren. Sie studieren halt noch und sind nicht in der Materie.

Die Schwester zeigt mir heute die Mundhygiene. Mit einem Wattestäbchen wird Medizin im Mund verteilt und Linus versucht, daran zu saugen. Der Saugreflex funktioniert soweit einwandfrei. Pilzinfektionen sollen so vermieden werden. Man entschließt sich zudem, meinem Sohn kleine Armbänder anzulegen, ihn so festzubinden, damit er sich nicht verletzt, wenn er sich wehrt beim Spritzen oder anderen Behandlungen. Am unangenehmsten ist, dass er sich ständig die Sonde aus der Nase zieht, die dann trotz Nasenbluten und starker Gegenwehr wieder eingeführt wird. Kämpfer zu sein ist gut und schön. Aber ich frage mich, zu welchem Preis? Das muss schrecklich wehtun und unangenehm sei. Nach der Prozedur liegt er da wie Jesus ans Kreuz genagelt, völlig ausgeliefert.

Ich brauche eine Weile, um mich zu sammeln, und verlasse die Station. Jeder Schritt – hinein oder hinaus – bedeutet Kampf, bedeutet, nicht aufzugeben, auch wenn es einem sichtlich nicht blendend geht. Sollte ich das auf Linus beziehen? Jeder Schritt ein Kampf – ein Überlebenskampf. Schritte bedeuten Bewegung, Bewegung bedeutet Leben.

Ich gehe zurück zur Neonatologie. Durch das Bullauge am Kasten streichle ich Linus, versuche, ihn aufzubauen und ihm gut zuzureden. Er versucht, den Kopf in meine Richtung zu drehen und die Augen zu öffnen. Seine Atmung wird leichter und er entspannt sich zusehends. Als er einschläft, schleiche ich mich auf mein Zimmer.

Meine Zimmernachbarin erwartet mich sehnsüchtig, um mir von der Geburt und allem danach zu berichten. Ich aber bin so erschöpft, dass ich ihr nicht folgen kann. Das tut mir leid, aber ich brauche meine Kräfte an anderer Stelle.

Heimgehen, aber ohne Linus

Um sechs Uhr wache ich automatisch auf. Doch – oh Wunder – meine Stuhlkrankenschwester taucht heute und an keinem weiteren Tag mehr auf.

Eine mir noch unbekannte Schwester empfängt mich mit einem ironischen Lächeln auf der Neonatologie-Station: „Oh, heute kommt die große Schwester zu Besuch!" – Am liebsten wäre ich umgedreht und wieder gegangen. Warum werde ich nicht nach meinem Handeln beurteilt, sondern nach meinem Alter?

Ich informiere sie über meine bevorzugte Bezeichnung als Mutter, und sie hat plötzlich etwas Wichtiges im Schwesternzimmer zu tun. Die Zusammenarbeit läuft ja derzeit prächtig!

Linus schläft tief und fest und ich verweile bei ihm bis zum Mittag. Dann gehe ich am Schwesternzimmer vorbei, verabschiede mich und wünsche besagter Schwester einen schönen Tag. Dabei betone ich, dass meine zweijährige Tochter bestimmt schon auf dem Zimmer warten würde. Die Schwester lässt fast ihre Tasse fallen, und ich mache mich grinsend von dannen.

Als ich mich am nächsten Morgen nach Linus erkundige, erfahre ich, dass die Nacht ruhig, die Werte gut und die Atemaussetzer in einem akzeptablen Bereich gewesen seien.

Bei der Visite will der Arzt meine Zyste im Unterleib noch einmal näher betrachten, die er bei der Geburt entdeckt hat. Doch an meinen Unterleib lasse ich niemanden ran. Knurrend verlässt er das Zimmer, bleibt in der Tür stehen und dreht sich nochmals um: „Dann können Sie ja gleich gehen, wenn Sie sich nicht behandeln lassen!"

Mein Herz macht einen Sprung. Nach Hause, zu meiner Tochter, in mein eigenes Bett und ohne den ganzen Stress der Krankenhausroutinen! Doch die entscheidende Frage bleibt: Was wird mit Linus? Ich kann ihn doch nicht alleine zurücklassen!

Die Schwestern machen mir Mut. Ich dürfe jederzeit vorbeikommen, anrufen oder mich bei Bedarf ausheulen. Ich solle an mich und meine Kräfte denken. Selbst wenn dieser Rat sinnvoll und gut gemeint ist, ist er nicht so einfach auszuführen, wie er klingt.

Bevor ich mich von Linus verabschiede und verspreche, bald wieder da zu sein, beobachte ich eine Mutter, die sich endgültig und mit ihrem Baby im Arm bei den Schwestern verabschiedet. Durch die Ausgangstür zu gehen, gemeinsam – das muss sich anfühlen, wie durch das goldene Tor im Märchen zu treten. Sein Kind zu nehmen, zu gehen und nie mehr wiederkommen zu müssen. Alles hinter sich zu lassen und den Alltag genießen zu dürfen.

Ganz nebenbei berichtet mir die Schwester, dass Linus gestern Nacht mehrere Stunden unter blaues Licht musste, da die Leber nicht richtig arbeiten wollte. Er hat eine Neugeborenengelbsucht. Das ist nicht schlimm, aber ich gehe in dem unguten Gefühl, dass es meinem Kind schlecht geht und ich es im Stich lasse. Danke! Das macht alles nur noch viel schlimmer.

Dazu kommt: Linus zieht das erste Mal seine Hand nicht gleich weg, als ich sie berühre. Er umfasst sie und hält mich fest. Als wolle er mir sagen: Geh nicht, Mama! Lass mich nicht allein! Ich merke, dass ein Heulkrampf naht. Ich fühle mich grauenvoll.

Gut ist, dass er eine Krankengymnastin bekommt, die ihn verwöhnt und bei der er sich ein wenig entspannen kann. Sein Darm ist noch überfordert mit der Verdauung, und so entstehen schmerzhafte Verstopfungen. Weil diese oft zu Bauchdeckenrissen und Nabelbrüchen führen, versucht man, mit leichten Massageübungen vorzubeugen und den Kleinen eine sanfte Unterstützung zu geben.

Die Masseurin vergleicht Linus' Darm mit einem Schrottauto. Es sehe von außen zwar nett aus, doch wenn es seiner Aufgabe nachkommen solle, könne es passieren, dass alles auseinanderfällt. Linus weint bitterlich, als ich mich verabschiede. Ob er merkt, was jetzt passiert? Hat er Angst ohne mich? Rede ich mir das nur ein? Mein Herz sagt mir, dass er mehr versteht, als die Ärzte es ihm zugestehen. Er ist so klein und hat mich als Mama schon voll im Griff!

Nach dem Frühstück informiere ich meine Familie darüber, dass sie sich ab heute um mich kümmern dürfen. Ich will nur noch schlafen! Endlich schlafen! Unglaublich, wie sehr sich dieses Bedürfnis nun in mir breitmacht. Die völlige Erschöpfung. Ich habe so viel Stress in den letzten Tagen gehabt – die Geburt, die Ängste … Meine Kraft ist mittlerweile irgendwo, nur nicht bei mir.

Ein letztes Mal betrete ich den „Melkraum" und lasse neidische Mitpatientinnen zurück. Ich packe meine Sachen und werde von meiner Tochter und meiner Mum abgeholt. Nichts wie raus hier! Ich habe Krankenhäuser immer schon gehasst.

Im Auto schaue ich zurück. Hinter mir wird das Krankenhaus immer kleiner. Es wirkt grau, unheimlich und düster. Ich rede mit mir selbst: „Mach's gut, mein Kleiner! Mach keinen Quatsch! Darf ich das wirklich tun? Dich alleine zurücklassen?" – Mein schlechtes Gewissen macht mich nieder und setzt zum Todesstich an. Wie soll ich das verkraften? Die Fahrt kommt mir ewig vor! Ich frage mich, was passiert, wenn Linus jetzt einen Anfall hat und ich nicht da bin. Geht es ihm gut? Fehle ich ihm? Ich gehe, aber ich lasse mein Herz zurück.

Kaum bin ich daheim angekommen, rufe ich erstmal im Krankenhaus an. Alles unverändert. Puh … Erleichterung macht sich breit.

Stündlich terrorisiere ich die armen Schwestern mit meinen Anrufen. Sie hatten es mir ja angeboten! Ich bin erleichtert über gute Nachrichten, zugleich wieder verunsichert. Geht es meinem Sohn nach dem Auflegen immer noch gut? Was, wenn der Alarm nach dem Auflegen losgeht, sein Zustand sich verschlechtert? Drehe ich jetzt durch?

Andererseits genieße ich es, in meinem eigenen Bett zu liegen. Eine Toilette habe ich nur für mich, ich kann Stuhlgang haben, sooft und wann ich will. Und keiner fragt danach um sechs Uhr morgens. Wenigstens in diesem Bereich fühle ich mich des Stresses entbunden.

Neues Jahr, neues Glück?

Silvester. Ich habe wunderbar geschlafen. Meine Mum und meine Tochter haben ein liebevoll dekoriertes Frühstück für mich bereitet und verwöhnen mich.

Am Nachmittag ist mein Nachbar so lieb und fährt mich ins Krankenhaus. Mit dabei ist seine Bande Kinder. Auf dem Weg werde ich hemmungslos von ihnen gelöchert: „Wann können wir das Baby sehen? Wie lange muss es im Krankenhaus bleiben? Wie heißt er nochmal?"

Kinder sind offen und ehrlich. Das mag ich an ihnen besonders. Sie verstellen sich nicht wie die Erwachsenen, sondern fragen einfach drauflos.

Unter Erwachsenen ist das anders: Ich werde übergangen und man fragt meine Mum, wie es meinem Kind geht. Aus Höflichkeit mir gegenüber passiert das wohl kaum, sondern eher deshalb, weil man das Thema meidet. Frühgeburt und Tod: zwei wirkliche Tabus.

Eigentlich ist mir Silvester nicht wichtig, vor allem mag ich kein Feuerwerk. Heute ist das etwas anderes. Ich will mit Linus in das neue Jahr feiern. In meiner Tasche liegt die erst am Vormittag fertig genähte Decke, auf der Schafe und ein Schäfer sind. Ich merke, dass ich nicht woanders hätte feiern können, während mein Kind im Krankenhaus ist. Gut zu wissen, wo die Prioritäten liegen.

Es ist fast gespenstisch auf der Station. Keine Eltern. Die Ärzte und Schwestern haben es sich in einer kleinen Ecke gemütlich gemacht und feiern dort. Ich fühle mich wie ein Störenfried. Um 0 Uhr wünsche ich Linus viel Kraft für das neue Jahr und stoße mit Muttermilch mit ihm an. Dann präsentiere ich ihm die neue Decke.

Als ich mich umdrehe und das ganze Personal hinter mir stehen sehe, erschrecke ich furchtbar. Aber als hervorragend erzogene Frühchenmutter schreie ich nicht los, da ich weiß, dass die Kinder geräuschempfindlich sind. Ich habe Tränen in den Augen, eine der Schwestern räuspert sich und wünscht mir verlegen alles Gute zum neuen Jahr. Ich bin unbeschreiblich gerührt, damit habe ich nicht gerechnet.

Die Einladung zum kleinen Buffet ist verlockend, doch ich schlage sie aus. Auf mich wartet ein liebevoller Nachbar, der mich wieder nach Hause bringt. Ein letzter Blick gilt Linus: Er döst vor sich hin und wirkt erschöpft. Er hat wieder unter blauem Licht gelegen und schläft schon, als ich mich auf den Weg mache. Jedoch nicht, ohne zu versprechen, morgen wieder da zu sein!

Inständig hoffe ich, dass das anbrechende Jahr besser wird und dass mein Baby bald bei mir sein kann – ohne Schläuche und Geräte. Wird das überhaupt gehen? Ich kann es mir nicht wirklich vorstellen.

Auf dem Weg nach draußen treffe ich meine ehemalige Bettnachbarin, die gerade mit Freunden anstößt. Ihrem Sohn geht es gut und sie dürfen am Neujahrstag nach Hause. Ich sehe sie leider zum letzten Mal. Schade, aber ich freue mich sehr mit ihr. Sie hat schon so viel durchgemacht. Diesmal soll es anders laufen und ich wünsche ihr Unbeschwertheit, damit sie diese gemeinsame Zeit genießen kann. Neues Jahr, neues Glück? Ich hoffe es zutiefst!

Vollkommen erschöpft, doch mit einem guten Bauchgefühl rufe ich im Krankenhaus an. Die Nacht ist ruhig geblieben. Linus hat ein wenig zugenommen und man überlegt, die Antibiotika abzusetzen. Das nenne ich doch mal schöne Nachrichten! Ich sollte öfter Decken nähen, die scheinen sich positiv auszuwirken.

Heute ist meine Tochter dran: Schmusen, Kuscheln und Malen stehen auf dem Programm. Der Bruder soll ein paar schöne Bilder bekommen, beschließt meine Tochter, und legt so recht richtig los. Die Rolle als große Schwester tut ihr gut. Das Aktivsein auch. So klein wie sie ist, versucht sie auf ihre Art, Beistand zu geben, damit sie sich nicht so hilflos fühlt und einen Beitrag leisten kann.

Also los! Ich bin zu allen Schandtaten bereit, und ein wenig Ablenkung und Zeit mit meiner Tochter tun mir verdammt gut.

Ich melde mich daher erst für 18 Uhr im Krankenhaus an und meine Mum transportiert mich mitsamt der Milch zu Linus. Was würde ich nur ohne sie machen? Ob Mütter wissen, welche Kraft ihre pure Anwesenheit vermittelt und wie viel Last ihre uneigennützige Aufopferung von den Schultern nimmt? Vielleicht ist es kitschig, aber ich kann nur denken: Danke Mum, du bist die Beste!

Linus scheint gut drauf zu sein. Er öffnet seine Augen und dreht den Kopf in meine Richtung.

Ich soll heute das erste Mal Windeln wechseln. Schweiß macht sich auf meiner Stirn breit. Natürlich freue ich mich jedes Mal, wenn ich etwas tun kann und in die Pflege eingebunden werde. Die Berührungsängste sind dennoch da. Vor Linus und den gefühlt tausend Schläuchen, die an ihm kleben.

Eigentlich bin ich ausgebildete Kinderpflegerin. Wickeln ist ein Klacks. Wenn da nur nicht diese Schläuche wären. Hoffentlich mache ich da nichts kaputt oder tue ihm weh. – Ganz cool bleiben, so schwer kann es nicht sein, das ist nur eine Windel. Alte ab, neue wieder ran. So einfach und simpel.

Aber alles innerliche Zureden hilft nichts: Ich bin schweißgebadet. Es ist schwer, den Überblick über die ganzen Verkabelungen zu behalten und eine neue Windel anzubringen, ohne Linus in der Windel zu verlieren. Ich gebe alles – und schaffe es irgendwie.

Bei der Mundhygiene haben wir sogar Spaß! Darf man an so einem schrecklichen Ort lachen? Natürlich. Hier erst recht, denn es tut uns beiden gut und ist dringend nötig. Das Wattestäbchen kitzelt Linus am Kiefer und er gluckst. Erschöpft schläft er Händchen haltend ein, weint aber wieder, als ich meinen Finger wegziehe und ihm verspreche, morgen wieder da zu sein. Ich würde am liebsten mein Bett neben ihm aufstellen und bei ihm bleiben. Wenn er wüsste, wie schwer es mir fällt, ihn hier zurückzulassen …

Anschließend gehe ich nochmals in den „Melkraum", um frische Milch dazulassen. Auf dem Weg nach draußen stolpere ich vor der Tür beinahe in einen leeren Inkubator mit der Aufschrift „Sonderreinigung". Mein Herz bleibt fast stehen. Ein Kasten hat heute gefehlt, das ist mir bereits aufgefallen. Ich dachte, das Kind sei verlegt worden. Doch dieser Kasten ist leer. Keine Kabel. Kein Piepen der Geräte. Kein Kind. Ich habe einen schrecklichen Verdacht. Wie furchtbar!

Linus, halte bitte durch! Mir wird schmerzlich bewusst, warum ich mich nur auf mein Kind konzentrieren soll.

Auf dem Weg nach Hause dreht sich mir der Kopf. Leerer Kasten. Wie lange muss Linus noch dort bleiben? Wann dürfen wir durch das goldene Tor nach Hause? Leerer Kasten. Was ist, wenn Linus stirbt? Leerer Kasten. Oh, nein. Lenk dich ab! Ich hätte so gerne einen Standby-Knopf wie der Fernseher. Ich würde meine Gedanken ausmachen. Wie schön wäre es, mal an gar nichts zu denken.

Die Wege finde ich immer am schlimmsten. Es gibt noch keine Handys und ich stelle mir vor, in einer unerwarteten, plötzlich eintretenden Notsituation eventuell nicht erreichbar zu sein.

Nicht einmal einkaufen gehen möchte ich deshalb. Wenn es doch unerlässlich ist, renne ich durch den Laden, um schnell wieder zu Hause am Telefon zu sein. Was, wenn ich gerade nutzlose Gurken einkaufe, während mein Kind vielleicht im Sterben liegt?

Freunde wollen mit mir ausgehen, um mich abzulenken. Wie kann ich Spaß haben und mich amüsieren, während mein Kind leidet und um sein Leben kämpft? Undenkbar für mich. Sie sind keine Eltern und daher nicht in meiner Lage. Wie sollen sie verstehen, was alles in mir vorgeht? Ich kann es aber auch nicht in Worte fassen. Ich weiß, es ist lieb von ihnen gemeint, keine Frage. Jedoch nicht umsetzbar für mich.

Ich traue mich auch nicht zu telefonieren. Das Telefon soll frei bleiben, damit die Station sich jederzeit melden kann. Wobei ich gerade vor diesem Fall besonders Angst habe.

Jedes Mal, wenn das Telefon klingelt, bleibt mein Herz kurz stehen und ich habe Angst, ranzugehen. Angst vor einer schlechten Nachricht. Warum sollte die Station sonst anrufen?

Drehe ich jetzt durch? Ich hab 'ne Macke! Ich werde krank vor Angst. Oder ist das ganz normal: Eine Mutter zu sein, sich zu sorgen? Ich bin schon Mutter einer Tochter. Angst habe ich auch um sie manches Mal und will sie natürlich beschützen. Aber mein jetziger Zustand fühlt sich anders an und ist mir fremd. Mit ungewohnten Gefühlen umgehen zu müssen, macht es nicht leichter – eher schwerer. Dafür habe ich noch keine Lösung.

Einmal geschieht es dann doch: Das Telefon klingelt. Ich sehe die Nummer auf dem Display und falle fast in Ohnmacht. Die Neonatologie. Mit zittrigen Händen greife ich nach dem Hörer. Es fehlen ein paar Daten, die man ergänzen will.

Idioten! Können die nicht ein paar Stunden warten und mich direkt vor Ort fragen? Warum jagen sie mir so einen Schrecken ein! Ich breche heulend zusammen. Immer noch spüre ich die Angst, dass man mir schlechte Nachrichten überbringen würde. Warum sonst hätten sie anrufen sollen? Die arme Frau am Telefon weiß gar nicht, wie ihr geschieht und ist sich offensichtlich nicht bewusst, was ein solcher Anruf bei Angehörigen auslösen kann. Sie versucht verzweifelt, mich zu beruhigen.

Am nächsten Tag stelle ich frustriert fest, dass meine Milchproduktion nachlässt. Ich bin traurig: Es ist eine der wenigen Aufgaben, die ich erledigen kann. Mir stehen kaum Möglichkeiten zur Verfügung, Persönliches zu tun, um meinem Sohn zu helfen. Das tun Schwestern und Ärzte. Nur die Milch gibt mir das Gefühl, einen ganz bestimmten Beitrag leisten zu können, den nur ich leisten kann und auf den er angewiesen ist.

Nun fühle ich mich minderwertig, weil ich diesen Teil plötzlich nicht mehr erfüllen kann. Nichts hilft, weder anregende Tees noch Massagen oder Öle.

Ich will mich ablenken, um das Gefühl zu haben, einen Sinn zu erfüllen. Also fahre ich zum Standesamt. Es ist für mich unwirklich, eine Urkunde von einem Kind in den Händen zu halten, das so noch nicht da ist. Das mag komisch klingen, aber in meiner Wahrnehmung ist Linus noch nicht bei mir. Es ist gar nicht klar, ob die Urkunde je genutzt werden wird. Ich bin aber brav, halte mich an Regeln, auch wenn sie derzeit für mich fehl am Platz und unnütz wirken. Freuen, befehle ich mir. Auch kleine Schritte sind Schritte. Also: Juhu, eine Urkunde.

Linus' Zustand ist unverändert, als ich im Krankenhaus ankomme. Er schläft tief und fest, während ich an seinem Kasten sitze und Händchen halte. Er schnarcht. Oh, je, bitte lass es nicht so bleiben. Keine Schnarchnase. Egal. Ich nehme eine Schnarchnase in Kauf, wenn ich ihn dafür heil mitnehmen kann.

Meine Hebamme lässt mir am nächsten Tag ein Buch über Frühchen da. Es frustriert mich, denn es spiegelt meine Ängste und Gefühle nicht wider. Fast jedes zweite Kind in den Kurzgeschichten stirbt. Furchtbar! So einen Mist will ich nicht lesen. Ich will Geschichten mit Happy End, will Kraft und Hoffnung schöpfen! Will Beispiele, an denen ich mich festhalten kann. Will mir und vor allem Linus Mut machen können. Will mehr Infos, will wissen, was andere für Tipps und Tricks haben. Wissen, wie wir beide besser durch alles durchkommen! Will keine leeren Kästen. Die hab ich selbst vor der Nase.

Das Buch deprimiert mich mehr, als dass es mich aufbaut. Ich halte eher Ausschau nach Symptomen, die zum Tode führen können. Mit dem Vorsatz, ihnen nie begegnen zu wollen. Das Ergebnis ist: Nun habe ich nicht nur Angst, mein Kind zu verlieren, nun habe ich Panik.

Auf der Station gibt es große, starke Kinder, die immer wieder zusammenbrechen. Es gibt kleine, schwache Kinder, die immer wieder kränkeln, aber sich durchkämpfen. Warum? Woran liegt das? Die Unwissenheit ist belastend. Nichts ist vorhersehbar oder planbar. Ein dünner Faden, dessen Festigkeit zwischen Leben und Tod entscheidet. So fein, unsichtbar für mein Auge.

Ich bin an einem Punkt, an dem ich mir wünsche, nichts zu wissen, um mich nicht verrückt zu machen und mich mehr auf Linus konzentrieren zu können. Typisch Frau: Wissen – genau das wollte ich ja zuvor, damit ich ihm besser helfen kann. Nun ändere ich meine Meinung.

Am Folgetag schlurfe ich morgens ins Bad: Mein Spiegelbild würde schreiend vor mir wegrennen, wenn es könnte. Ich sollte definitiv mehr schlafen. Das kann ich aber nicht beeinflussen. Ich versuche jeden alten Hausfrauentrick, um meine kreisenden Gedanken zu bändigen. Nichts hilft.

Bei einem Anruf auf der Station teilt man mir mit, dass die Nacht ruhig verlaufen ist. Ich lasse mich für 18 Uhr vormerken und darf auf eine Runde Känguruhen hoffen. Dabei wird das Frühchen Mutter oder Vater auf die nackte Brust gelegt. Selbstverständlich warm verpackt, mit Schläuchen und Sauerstoffmaske. Der Klang des Herzschlags beruhigt, Körperkontakt und Wärme stabilisieren den seelischen und physischen Zustand. Bei beiden. Für mich klingt es danach, mein Kind endlich in den Arm nehmen zu dürfen, und nach etwas sehr Schönem, das ich nicht erwarten kann!

Zuvor schaut meine Hebamme bei mir vorbei. Ich diskutiere mit ihr über das schreckliche Buch. Sie meint, sie sei sich nicht sicher gewesen, ob es der richtige Zeitpunkt für das Buch war. Nein, sage ich ihr. Sie beklagt den Mangel an Büchern aus Elternperspektive, da diese sich schon mit genug anderen Problemen herumplagen.

Vormerken: Unterlagen und Anmerkungen gut aufheben.

Die Vorfreude auf das Känguruhen steigt mit jeder Busstation, die mich dem Krankenhaus näherbringt. Doch Linus ist zu schwach dazu, wie man mir auf der Station mitteilt. So viel zu meiner Vorfreude. Mist! Zu früh gefreut. So viel zum aktuellen Ist-Zustand. Wie sehr ich diesen Begriff hasse.

Es bleibt beim Händchenhalten und Geschichten erzählen. Beim Verabschieden öffnet er beide Augen und schaut zu mir. Ich verspreche ihm, morgen sogar zweimal vorbeizuschauen. Er lächelt und schläft ein.

Die Strecke nach Hause kommt mir nun unendlich vor, denn ich benötige mit den öffentlichen Verkehrsmitteln fast zwei Stunden. Ich werde mit jeder Minute unruhiger.

In die Bahn steigt eine Mutter mit ihrem Sohn ein, der bockt, streikt und laut schreit. Sie hat hart mit ihm zu kämpfen und einige Schweißperlen auf der Stirn. Mamapower! Ich leide mit dir! Ich werde melancholisch. Weiß sie, wie gut sie es hat? Was würde ich dafür geben, wenn Linus so lebendig sein könnte. Kräftig, gesund und mit starkem Lebenswillen.

Ich habe solche Sehnsucht nach Armen, die mich einfach nur halten, mich auffangen und mir ein paar wenige Minuten freies Schweben der Gedanken ermöglichen. Ein liebes Wort kann ein starker Trost sein. Stattdessen schlafe ich weinend ein.

Wenigstens geht für meine Tochter der Alltag wieder los. Der Kindergarten macht nach den Ferien auf. Sie weint bitterlich beim Abschied im Kindergarten, und auch bei mir laufen die Tränen. Das Weinen habe ich in den letzten Tagen genug geübt.

Während sich meine Tochter später sicher im Kindergarten vergnügen wird, mache ich mich auf zum Krankenhaus. Meine Kleine hat lange auf ihre Mama verzichtet, und nun muss sie es schon wieder. Wenn ich mit ihr zusammen bin, bin ich erschöpft und mit den Gedanken bei Linus. Bin ich bei Linus, denke ich an sie. Ich freue mich auf ein normales Familienleben, wo ich nicht gezwungen bin, mich zu halbieren. Wie soll man von einem zweijährigen Kind für eine solche Extremsituation, die man selbst nicht ganz überblickt, Verständnis verlangen?

Da helfen auch nicht die Eltern, die mich heute im Kindergarten angesprochen und mir auf ihre Art Mut zugesprochen haben. Frühchen seien heute kein Problem mehr. Jeder kennt anscheinend jemanden, der es auch geschafft hat: Nichten, Neffen, Cousinen … Alle versichern mir, man würde im späteren Leben der Kinder nichts mehr vom schweren Start merken.

Ich denke: Wie schön! Ihr habt doch keine Ahnung! Wie viel zu früh? Eine Woche? Welcher Monat? Welches Gewicht? Konnte das Baby schon allein atmen? Was wissen diese Leute von Ängsten, psychischem Stress und den Gefahren? Die stecken nicht in meiner Haut, und in Linus' Haut schon gar nicht. Wie können sie so lasch daherreden?

Wir reden hier von meinem Kind, das um sein Leben kämpft, und nicht über einen Blumentopf, der einem Lausbefall ausgesetzt ist! Sicherlich sind die Bemerkungen nett gemeint, aber sie hätten sie sich lieber verkneifen sollen. Wirklich recht kann es mir sowieso keiner machen. Weder die, die mich aufbauen wollen, noch die, die einen Bogen um mich machen. Beides nervt mich und macht mich zugleich wütend.

Was ich selber will, weiß ich gar nicht. Ich glaube, eine Mischung aus beidem wäre das Beste, das wird aber wohl eine Wunschvorstellung bleiben.

Die Schwester am Empfang begrüßt mich schon mit Vornamen. Linus' Werte sind gut. Das Wichtigste an dieser Information ist: freie Bahn für das Känguruhen!

Känguruhen und Singen

Linus ist schon vorbereitet. Endlich! Linus geht es anscheinend ebenfalls so. Als wüsste er genau, was ihn erwartet. Beide Augen sind weit offen und er ist hellwach. In einem Gartenliegestuhl mache ich es mir gemütlich. Linus wird mir auf die nackte Brust gelegt und der Herr entpuppt sich als eine richtige Schmusemaus. Er wird immer breiter, fast wie eine Flunder. Nur ein leises, rhythmisches Schnorcheln ist zu hören, dem Schnurren einer Katze gleich. Da fühlt sich einer wohl. Es tut so gut.

Die Schwester schaut öfter vorbei, während wir die Zweisamkeit genießen. Sie fordert mich auf zu singen, um zu sehen, wie Linus darauf reagiert. Singen!? Das kann sie nur fragen, weil sie mich noch nie hat singen hören. Klar kann ich singen, es sollte nur keiner hören müssen. Mein Gesang fällt nach meiner Auffassung unter die Rubrik „schwere Körperverletzung". Dass die Kinder auf Musik und Geräusche reagieren, ist mir mittlerweile bekannt. Aber eigenen Gesang? Das wird sie doch nicht ernst meinen, oder doch?

Die Schwester steht erwartungsvoll vor mir. Spitze! Ich bedanke mich für die reizende Idee und murmele was von trockenem Hals. Sie lächelt mir zu und bewegt sich nicht vom Fleck. Schlimmer als in der Schule. Weihnachten liegt schon ein wenig zurück, aber meine Tochter singt immer noch „Jingle Bells". Also beginne ich, zähneknirschend, zu singen, wenn man das so nennen darf. Wie unsagbar peinlich! Die Schwester strahlt, wohl weniger meines Gesangs wegen, als vielmehr aufgrund der guten Werte, die Sauerstoffsättigung und Herzkurve anzeigen. Sie fordert mich auf weiterzumachen.

Irgendwann kann ich nicht mehr, mein Hals ist wirklich trocken. Unvorhergesehen ertönt ein ohrenbetäubender Alarm von einem Monitor. Schwester und Arzt tauchen vor meinem Liegestuhl auf und massieren Linus, auf meiner Brust liegend, etwas. Ich stehe unter Schock. Ich habe mich so auf das Känguruhen gefreut, und nun das. Der Raum zwischen mir und meinem Kind wirkt unendlich, dazwischen eine Wand aus Krankenhauspersonal.

Geräusche verschwimmen und ich fühle mich unbeschreiblich hilflos. Tunnelblick. Die Schwester schüttelt mich und fragt, was gewesen sei. Ich stammele, dass ich wegen meines Halses aufgehört habe zu singen. „Singen Sie weiter!"

Hä? Mein Kind stirbt vielleicht gerade auf meiner Brust, und ich soll fröhlich singen? Was? Das können die doch unmöglich ernst meinen.

„Singen Sie!"

Diesmal kommt die Aufforderung direkt vom Stationsarzt. Ohne groß zu überlegen, beginne ich leise zu singen. Wie in einem Kitschfilm erholt Linus sich sofort, so als sei nichts gewesen. Ihr wollt mich veräppeln! Wo ist die versteckte Kamera? Weitersingen und nicht aufhören, so lautet meine Aufgabe. Aber Känguruhen dauert im Durchschnitt drei Stunden. Drei Stunden Gesang?

Jeder geht an seine Arbeit, während ich verwirrt zurück bleibe. Als ich gehe, bin ich nicht einmal mehr sicher, ob ich mir das alles nicht nur eingebildet habe.

„Sonderreinigung"

Man spricht davon, dass ein Baby bewusst Stimmen wahrnimmt und sie zuordnen kann, wenn die jeweilige Person viel Kontakt zur Mutter während der Schwangerschaft hatte. So erkennt es auch die Geschwister. In der Schwangerschaft hat mir meine Tochter so manchen Tag mit den Neuigkeiten und Geschichten aus dem Kindergarten versüßt. Mein Bauch bekam damals immer einen dicken Kuss und eine eigene Geschichte. Kein Wunder, dass Linus früher kommen wollte, wenn seine Schwester so Spannendes erleben durfte.

Meine Tochter nutzt jetzt jedenfalls jede Chance, um ihren Bruder zu sehen. Sie verbringt dann eine Stunde bei ihm, fährt aber mit der Oma schon zurück, während ich noch eine Weile bleibe.

Mir fällt auf, dass sie mit der Situation leicht und selbstverständlich umgeht. Linus ist im wahrsten Sinne des Wortes ein kleiner Bruder. Für sie scheint es das Normalste auf der Welt. Sie stapft durch die riesige Krankenhaustür, wäscht und desinfiziert sich die Hände. Im OP-Hemd versinkt sie fast. Dann tritt sie an Linus' Bettchen und erzählt drauflos, als hätte sie nie etwas anderes gemacht. Sie begrüßt ihn, streichelt ihn und lacht über ihre eigenen Geschichten. Er lächelt. Dass solche Momente viele Jahre später Mangelware werden, weiß ich da noch nicht.

Heute sind die drei heiligen Könige unterwegs. Hier wird das Fest nicht groß gefeiert, aber in dem deutsch-spanischen Kindergarten, den meine Tochter besucht, ist es ein Highlight.

Der Abschied im Kindergarten ist deshalb kurz und knapp. Ich bin erleichtert, denn es gibt keine Tränen und sie wird einen schönen Tag haben.

Die Nacht ist ruhig gewesen, habe ich am Telefon erfahren. Es geht Linus den Umständen entsprechend. Vielleicht ist heute wieder ein wenig Känguruhen drin. Ich versuche mich zu entspannen und fallen zu lassen. Aber selbst 200 Liter warmes Wasser in meiner Badewanne schaffen das heute nicht. Was soll's?

Als ich auf der Station ankomme, sitzt keiner am Empfang. Die Schwestern sind weder in ihrem Zimmer noch bei den Kindern zu sehen. Wo sind sie?

Schon vom Flur aus sehe ich, dass etwas ganz und gar nicht stimmt und bleibe wie versteinert stehen. Ich merke, wie mir die Beine wegsacken. Im Inkubator neben Linus liegt seit gestern ein kleines Mädchen, das einen Herzfehler hat. Dort steht jetzt das gesamte Team. Alle schreien sich – so hört es sich jedenfalls für mich an – gegenseitig an, und der Arzt gibt Anweisungen. Blut spritzt an den Inkubator, an die Kleidung der Ärzte, auf dem Boden liegen überall blutbetupfte Wattebäusche. Eine der Schwestern läuft an mir vorbei, um Blutkonserven zu holen. Auf dem Rückweg hält sie kurz inne und nimmt mich bei der Hand. Sie setzt mich im Schwesternzimmer vor ein Glas Wasser. Falscher Film, Horrorfilm.

Normalerweise gibt es jemanden am Empfang, der die Eltern, wenn ein Notfall besteht, bittet, draußen zu warten. Alle Hände werden aber gerade gebraucht und man hat nicht so früh mit mir gerechnet. Ich kann mithören, wie der Arzt mit den Schwestern schimpft, dass so etwas nicht passieren darf. Ich will nur noch nach Hause.

In den Raum zu Linus und vorbei an dem Mädchen traue ich mich auch dann nicht, als sich die Situation wieder beruhigt hat. Mit zittrigen Knien mache ich mich auf den Weg. Mir platzt fast der Kopf. Die Schwester gibt mir den Tipp, es mit Schokolade und Cola zu versuchen. Migräne sei auffallend oft eine Nebenerscheinung bei den Eltern, da der psychische Druck sehr hoch sei.

Im Sessel vor dem Cola-Automaten sitzt die Mama von dem Mädchen wie ein Häuflein Elend. Was soll man da sagen? Manchmal sagen Blicke mehr als tausend Worte.

Ich schenke ihr einen traurigen und mitfühlenden Blick. Sie schaut dankbar zurück. Ob sie weiß, was auf der Station gerade passiert? Ich hoffe inständig, dass sie es nicht weiß. Es ist schlimm genug für das Mädchen. Wie schlimm würde die Mutter sich fühlen und Vorwürfe machen? Sie kann ja doch nichts ändern.

Vor der Station steht wieder ein Kasten mit dem Auftrag „Sonderreinigung". Es ist der Inkubator des kleinen Mädchens. Leerer Kasten. Ich kann es an der bunten Unterlage erkennen mit den rosa Bären drauf. Nur sie hatte diese Unterlage.

Nein, bitte nicht! Mein Magen dreht sich um und ich möchte nur noch wegrennen. Doch die Realität und das Verantwortungsgefühl sind verdammt harte Gegner meines Weglaufplans. Schweren Herzens begebe ich mich auf die Station.

Ich biege um die Ecke und sehe vom Flur aus eine Lücke an der Stelle, wo zuvor Linus gestanden hat. Panik steigt in mir hoch. Hatte ich mich draußen getäuscht? Nein! Der leere Inkubator vor der Tür. Nein! Meine Beine klappen von selbst weg. Verschwommen nehme ich wahr, wie die Schwester versucht, mich zu stützen und um Hilfe ruft. Dann kann ich mich an nichts mehr erinnern.

Als ich wieder zu mir komme, sitzt das gesamte Team besorgt vor mir. Der Arzt schimpft erneut mit den Schwestern. Es hatte nämlich eine Umverlegung gegeben wegen einer Mehrlingsgeburt. Die Empfangsschwester hat vergessen, es mir zu sagen. Sie ist fertig – und ich bin nur erleichtert.

Er ist also nicht ... aber ein anderes Kind auf jeden Fall. Ich schäme mich, mich darüber zu freuen, dass es ein anderes Kind getroffen hat. Und ich bin erleichtert darüber, dass es nicht mein Kind getroffen hat. Hauptsache, nicht meines. Wie schrecklich. Ein Kind ist gestorben und ich denke nur an mein Kind und an mich. Wie schlimm.

Ich erkenne mich und meine Gedankengänge nicht wieder. Ob das normal ist? Bleibt diese Einstellung? Ich hoffe nicht.

Ich bin noch den ganzen Tag müde und träge. Wahrscheinlich ist es die seelische Erschöpfung nach dem Schock. Ich muss mich selber anfeuern. Zusammenreißen! Jetzt ist Linus dran. Ich rede mir gut zu: Sei stark!

Beim Wickeln macht er im hohen Bogen auf die Unterlage, weil ich zu lange brauche, und wir amüsieren uns beide darüber. Ob das wirklich so ist, weiß ich natürlich nicht, aber es fühlt sich zumindest so an. Wenn sie hilft, ist eine Einbildung ausnahmsweise mal etwas Schönes. Das unbekümmerte Lachen fällt mir zwar schwer, tut aber gut. Bei der Mundhygiene kichern wir im Chor. Das tut so richtig gut.

Allerdings muss Linus ständig niesen. Die zuständige Schwester beunruhigt das aber nicht, sondern sie gerät ins Schwärmen.

„Er niest! Wirklich? Der erste Schritt zur eigenen Abwehr!"

Na, dann, weiter so, mein Schatz! Weniger angenehm ist, dass dabei die Sonde ständig herausrutscht und wieder hineingeschoben werden muss. Ich drehe mich weg, kann das nicht mit ansehen. Woher wissen die, wo bei einem so kleinen Baby der Magen anfängt? Gibt es keine andere Möglichkeit?

Parallel-Welten

Als besonders schwierig empfinde ich den Umgang mit den Verwandten, die nicht verstehen, was Linus durchmacht, und die nicht verstehen, warum sie dieses frühgeborene Kind nicht wie jedes andere kranke Kind besuchen können. Die nicht begreifen wollen, dass versucht wird, sowohl den Stress für das Kind zu reduzieren als auch Keime von der Station fern zu halten.

Wie macht man Verwandten und Freunden klar, dass dies kein normaler Krankenbesuch ist und dass man es nicht böse meint? Dass man nur am Kämpfen ist, gemeinsam mit dem Kind – um das blanke Überleben. Dass man keine zusätzliche Kraft hat, sich noch zu rechtfertigen, und keine Lust auf Diskussionen.

Die Anmerkungen von Schwestern und Ärzten haften mir auch Jahre später noch im Gedächtnis: Wir sind hier nicht im Zoo, wo man sich nett die Tiere anschaut! Nur scheint diese Anmerkung auf andere nicht mit verständnisvollem Verhalten in Form von Reaktion zu wirken. Man wolle doch nur zum Kind – ein paar hübsche Fotos machen. So lautet die Forderung. Das, was man bei Neugeborenen eben so macht.

Nur dass Linus eigentlich erst in 3 Monaten ein Neugeborenes wäre. Sein Schutz, den er zuvor im Bauch noch hatte, wurde ihm abrupt abgesprochen. Steht es mir daher nicht zu, ihm diesen Schutz wieder zuzusprechen und alles Erdenkliche dafür zu tun, dass er in Ruhe wachsen und gedeihen kann?

Meine Hebamme rettet mir den Tag. Sie spricht mir Mut zu, und da die Milchmenge auffallend stark zurückgegangen ist, verschreibt sie mir Milchbildungstee und warme Umschläge. Außerdem kümmert sie sich um meinen Arm, der von der Infusionsnadel der OP noch steif, hart und unbeweglich ist. Es sieht so aus, als habe er sich entzündet. Arnika soll Besserung bringen, außerdem Entspannung. Wann immer es geht, solle ich Kräfte sammeln.

Als ich heute zu Linus komme, sind seine Werte so weit stabil, dass wiederum Känguruhen angesagt ist. Meine Vorfreude verschwindet jedoch prompt, als ich vor der Tür zwei Kästen zur Sonderreinigung sehe. Die Zwillinge von gestern? Die Erinnerung trifft mich hart: Ich hatte auch zwei Kinder. Eines lebt, doch das andere? Wie mag es den Eltern gehen? Beschissen, was sonst ...

Ich merke, dass ich bis jetzt zu keinem Zeitpunkt dazu gekommen bin, um mein Kind zu trauern. An das Baby zu denken, das nun im „Müll" liegt. Das wird auch so bleiben, denn das andere braucht mich jetzt 1000-prozentig.

In einem Winkel meines Verstandes empfinde ich es als ungerecht dem Kind gegenüber, dass es keine Chance hatte und dann nicht einmal betrauert wird. Man hat mir signalisiert, dass es nichts wert ist – genau wie Müll. Dennoch ist es mein Kind. Vielleicht kommt das tiefe Loch nach dem Krankenhaus, wenn ein wenig Ruhe einkehrt? Jetzt bin ich bei meinen lebenden Kindern. Mein Sohn und meine Tochter benötigen meine volle Aufmerksamkeit. Zeit für das

Verlorene ist gerade nicht da. Die Trauer muss sich hinten anstellen. Ich will und muss positiv denken.

Als ich Linus' Zimmer betrete, schläft er wieder tief und fest. Er muss Kraft sammeln, genau wie ich. Ich lasse ihn schlafen. Der Arzt setzt sich mit mir zusammen, und ich erzähle von meinen familiären Problemen. Ich erhalte die Versicherung, dass keiner einfach durch die Schleuse darf ohne gesonderte Erlaubnis. Auch keine Verwandten. Das beruhigt mich. Mir fallen tausend Steine vom Herzen. Es gibt einen zusätzlichen Vermerk in die Akte.

Die dicke Eingangstür zur Neonatologie, die ich bis dahin als so bedrückend empfunden habe, bekommt eine völlig neue Bedeutung für mich. Sie ist ein Schutzwall für Linus.

Zwei Wochen ist Linus nun alt und mein Leben verläuft zwischen Routine und Ausnahmesituation. Einkaufen ist angesagt. Nicht nur, dass es mich in Unruhe versetzt, nicht erreichbar zu sein. Meine Konzentration ist irgendwie auch weg. Ich merke, dass meine Gedanken wild durch die Gegend springen. Nehme ich Tomaten aus Spanien oder Holland? Geht es Linus gut? Ich nehme die aus Spanien. Ob die Werte heute gut sind? Haben wir noch genug Milch? Ist wirklich alles okay? Nehme ich lieber einen oder zwei Liter? Ich muss unbedingt im Krankenhaus anrufen, bevor ich losfahre! Zwiebeln fehlen noch. War ich nicht gerade beim Gemüse? Sollte ich noch mal abpumpen? Nein, die Zwiebeln hole ich lieber im Bioladen. Hoffentlich geht es ihm gut!

Die Schwester hat heute gute Nachrichten für mich: Linus' Atmung ist so stabil, dass er seit Mitternacht keine Unterstützung mehr braucht. Ich freue mich, melde mich für den Abend an und kann es kaum erwarten.

Am Vormittag bin ich beim Kinderarzt zur Vorsorgeuntersuchung mit meiner Tochter. In der Umkleidekabine beobachte ich heimlich eine Mutter, die ihre Zwillinge umzieht. Mein Bauch zieht sich schmerzlich zusammen. Die Tränen sind nur schwer zu bremsen. Nicht jetzt, nicht hier! Wie mag mein Kind wohl ausgesehen haben? Ich weiß nicht mal, ob es ein Junge oder Mädchen ist. Hätten sich die beiden ähnlich gesehen? Denselben Charakter gehabt?

Ich werde es nie erfahren und genau das tut besonders weh. Doch ich muss mich zusammenreißen: Für Tränen ist hier jetzt kein Raum. Ich versuche, ans Känguruhen zu denken. Das wird schön, rede ich mir ein.

Während ich so mit Linus im Kuschelstuhl liege, denke ich mir, dass sie die kleine Galerieausstellung von unten hier nach oben verlegen sollten. Ein wenig Abwechslung wäre schön, denn so liege ich immer unter demselben Bild und kenne mittlerweile jeden Pinselstrich auswendig. Meine Gedanken schweifen ein wenig. Ich weiß, dass die Bilder von einer Frühchenmutter sind. Sie hat sie der Station zum Abschied gemalt.

Viele der Eltern zieht es auch nach der Entlassung noch zur Station. Sie fragen, ob Mobiliar gebraucht wird, und bringen Geschenke für das Personal mit. Besonders freuen sich alle über den Besuch ehemaliger kleiner Patienten. Ihre Lebendigkeit zeigt den Schwestern den Sinn ihrer Arbeit und schenkt ihnen neue Kraft.

Wir werden das auch tun. Ganz sicher! Ein zustimmendes Brummen kommt von meiner Brust. Wobei: An Linus' Stelle würde ich wohl nie wieder herkommen wollen. Für ihn muss es die Hölle sein, ein Alptraum: Spritzen, Schläuche, Schmerzen …

Linus hat ganz andere Probleme, während mir das alles durch den Kopf geht. Er dreht und windet sich und möchte an meine Brust herankommen. Die Schwester versucht, ihn anzulegen. Meine Hormone platzen vor Freude.

Meine Milch spritzt ihm im Schwall entgegen, Mund und Nase werden ganz weiß. Die erste Schönheitsmaske. Muttermilch soll ja gut für die Haut sein und wahre Wunder bewirken. Er bekommt kaum Luft und ertrinkt fast. Die Bar ist eröffnet!

So sollte das zwar nicht laufen, aber die Milchproduktion klappt definitiv wieder. So gut, dass mir in der Liegeposition alles in den Rücken läuft und dort kleben bleibt.

Vormerken: Wechselwäsche zum Känguruhen mitnehmen!

Linus' Saugreflex funktioniert. Doch Atmen, Saugen und Schlucken gleichzeitig bekommt er zu diesem Zeitpunkt noch nicht hin. Trotzdem schenkt er mir ein herzzerschmelzendes Lächeln.

Als mein Baby wieder zurück im Kasten ist, möchte ich mich verabschieden. Doch ich komme nicht weit. Plötzlich hat Linus einen totalen Absturz der Werte. Die Herzkurve bricht ein. Wieder stehe ich an der Wand, während er behandelt wird.

Die Schwester bittet mich danach an den Inkubator und fordert mich auf, mit ihm zu reden. Ich sage ihm, dass ich jetzt leider gehen müsse, aber jeden Tag wiederkommen würde. Alle schauen gebannt auf den Monitor, der anzeigt, wie sich Linus stabilisiert.

Leise bete ich innerlich vor mich hin. Komm, noch ein wenig!

Die Kurve liegt nun wieder im Normalbereich. Nur meine Stimmung schlägt um: Du spinnst wohl, mir so einen Schrecken einzujagen, denke ich. Und: Mach das ja nicht noch einmal mit mir! Sonst hast du den ersten Ärger mit deiner Mama!

Der Schock sitzt tief. So ein kleiner Moment, der über alles entscheiden kann. Schweren Herzens verabschiede ich mich und drehe mich mindestens noch dreimal um, um mich zu vergewissern, dass alles in Ordnung ist.

Die Nachtschwester rufe ich im 30-Minuten-Takt an, sie hat aber vollstes Verständnis. Das Wachliegen im Bett, meine kreisenden Gedanken, die Einsamkeit – all das raubt mir die letzte Kraft. Eine Live-Kamera wäre super. Andererseits: So einen Notfall mitzuerleben ohne Beistand wäre sicherlich nicht die beste Idee. Aber zeitweise wäre es schön, mit eigenen Augen zu sehen, wie es meinem Kind geht.

Ich lebe in Parallel-Welten. Um mich besser zurecht zu finden, schreibe ich Tagebuch.

10. Januar

Das Wetter ist so trüb, wie ich mich innerlich fühle. Der Schreck vom Vortag sitzt mir noch in den Gliedern, und ich kann mich zu nichts aufraffen. Am liebsten würde ich mich im Bett verkriechen und mir die Decke über den Kopf ziehen. Ich will nur Ruhe: kein Krankenhaus, keine Werte, keinen Stress, keine Angst haben müssen …

Im „Handbuch für Frühgeborene" gibt es dieses Kapitel nicht. Der Verdacht macht sich breit, dass ich die Einzige zu sein scheine, die unter Erschöpfung leidet. Oder ist es ein Tabuthema? Nach dem Motto: Mütter können alles, wissen alles und sind unerschöpflich stressresistent?

Die Anrufe auf der Station muntern mich auch nicht auf. Dabei geht es Linus gut, er hat brav zugenommen und auch auf die Beatmung kann weiter verzichtet werden. Ich freue mich und doch frage ich mich: Wie lange hält die Ruhe diesmal? Wann kommt der nächste Anfall? Düstere Gedanken halten mich gefangen: Hat das überhaupt alles einen Sinn? Ist der Preis nicht zu hoch?

Was ist mit all den Kindern, die es nicht schaffen? Und wer garantiert mir, dass er nicht früher oder später zu diesen Kindern zählen wird? Er wäre nur eine Nummer im Minusbereich der Statistik mehr. Er wäre vielleicht eines der Kinder, die nur Schmerzen kennen von Geburt an? Die nie das Sonnenlicht kennenlernen. Wozu quälen wir sie? Warum tue ich ihm das dann an? Egoismus? Hoffnung? Aber: Wer möchte schon sein Kind verlieren, wenn es die Chance hat zu überleben, selbst wenn diese nur klein wäre?

Bis heute gibt man mir nicht zu verstehen, dass er es schaffen wird. Stattdessen zählt man mir jedes Mal auf, was er nicht kann, wo es noch fehlt, und bekräftigt, dass man aktuell noch keine Zukunftsprognosen geben kann. Fragen werden kurz angebunden beantwortet, andere Eltern zum Austauschen finde ich nicht, und eine wirkliche Beratung findet hier auch nicht statt.

Meine Gedanken drehen sich im Kreis. Zu welcher Gruppe wird mein Kind zählen? Zu denen, die nach Hause dürfen? Zu denen, die behindert sind? Zu denen, die gesund und nur ein wenig kleiner sind als andere, offiziell „normal" geborene Kinder?

Als ich auf die Station komme, habe ich ein mulmiges Gefühl. Was geht dieses Mal schief? Ich wünsche mir die Unbeschwertheit meiner Tochter. Nicht so viel hinterfragen. Einfach hinnehmen können. Im Hier und Jetzt sein.

Um wie vieles würde ich besser schlafen und Kräfte sammeln können. Linus wurde an eine andere Stelle geschoben und wir betrachten die Station aus einer anderen Perspektive, während ich wieder für ihn singe. Seine Werte bleiben gut und ich bekomme ein Lächeln nach dem anderen. Frühchen in dem Alter können angeblich nicht gezielt lachen. Das behaupten nur Leute, die ihn nicht gesehen haben. Er lächelt. Und dabei bleibe ich. Es tut verdammt gut!

Zwischendurch schimpft er und knurrt nach Milch. Die Schwester ist anderweitig beschäftigt. Also streiche ich einen Tropfen Milch aus der Brust und lasse ihn den von meinem Finger ablutschen. Natürlich geht der Alarm sofort los und die Schwester kommt. Linus erholt sich aber sofort wieder und wir spielen Unschuldsengel. Erschöpft und zufrieden mit seinem Extrabonbon schläft er ein und schnarcht friedlich vor sich hin.

Auch mir fallen die Augen bald zu. Ich war nie der Typ, der woanders schlafen konnte. Ich benötige absolute Ruhe und mein eigenes Bett, doch die Erschöpfung der letzten Tage überrollt mich und ich nicke noch auf der Station ein. Ein leichtes Streicheln über meine Schulter lässt mich zusammenfahren, und die Schwester nimmt mir Linus vorsichtig ab.

11. Januar

Aus dem Krankenhaus gibt es nichts Neues. Alles wie zuvor. Nichts Neues bedeutet zugleich nichts Schlechtes.

Die kleine Krankenhausgalerie im Erdgeschoss bietet eine neue Ausstellung. Ich bin erstaunt, wie sehr dadurch die Fluratmosphäre im Krankenhaus verändert wird. Ob bewusst oder unbewusst nimmt der Patient die Wege leichtfüßiger wahr. Schöne Sache. An anderer Stelle hingegen so viel ungenutztes Potenzial an Ausstellfläche und Kunst. Das sollte wirklich geändert werden.

Ich nehme mir ein wenig Zeit und stöbere. Besonders gefällt mir eine Muschel aus Speckstein. Leider ist sie jedoch viel zu teuer. Mir fällt auf, dass die Ausstellung von vielen Patienten genutzt wird. Auszeit vom Krankenhausalltag. Besonders am Abend kommen viele, die sonst die Öffentlichkeit scheuen.

Eine Krebspatientin kommt mit mir ins Gespräch und schwärmt von der Abwechslung. Mein Sohn kennt die Außenwelt noch nicht, aber um wie viel schlimmer muss es sein, wenn man sie kennt und dann über Wochen oder sogar Monate im Krankenhaus festsitzt? Eigentlich darf ich nicht klagen, uns geht es im Gegensatz zu dieser Frau fast gut! Wir haben eine Perspektive, um nach vorne zu schauen. Wenn man es so sieht, sind es lächerliche drei oder vier Monate und dann dürfen wir gehen. Andere haben diese Aussicht nicht.

Das Känguruhen läuft alles andere als gut. Linus' Atmung ist instabil und wir müssen abbrechen. Die Mundhygiene ist umso amüsanter. Wir lachen ausgelassen und Linus ist richtig aktiv und vergnügt. Zum Abschluss darf er auf einem Wattestäbchen Muttermilch absaugen und schmatzt dabei zufrieden. Er saugt so fest, dass er die Watte fast verschluckt.

Zum Abschied streichle ich ihn und er saugt noch einmal an meiner Hand. Handküsse – na da schleimt einer! Brav so, guter Sohn! Wir verstehen uns … Er gluckst und strahlt.

Mein Herz macht einen Hüpfer! Es freut sich über kleinste Dinge. Das hilft mir in diesen dunklen Stunden sehr. Erleichtert und genauso strahlend verspreche ich Linus, morgen wieder pünktlich bei ihm zu sein. Schlaf süß, mein Schmusemäuschen.

12. Januar

Ein Hoch auf meine Cola und Schokolade zum Frühstück. Die stehen mittlerweile morgens schon am Bett, sonst würde ich nicht aus dem Bett kommen. Wahrscheinlich bestehe ich nur noch daraus – guten Morgen Fr. Colaschokolade! Ich trinke keinen Kaffee und das colaeigene Koffein am Morgen ist die Basis meines Frühstücks. Gegen Migräne hilft die Mischung wirklich! Jedenfalls bei mir.

Heute hat die Schwester, die ich am Telefon habe, eine positive Überraschung für mich: Linus wird auf eine andere Station verlegt, nicht mehr mit Intensivbetreuung, sondern die Überwachungsstation. Ich fahre schnell los – mit gemischten Gefühlen. Es ist alles fremd auf der neuen Station und ich bin gespannt, wie es weiter gehen wird. Ich fühle mich, als würde ich als Schülerin in eine neue Schule oder Klasse kommen. Aber es ist wieder ein Schritt in Richtung nach Hause.

Linus wirkt auf mich erschöpft. Neue Geräusche, neue Umgebung, viel Licht (Sonne) und fremde Menschen. Erst nach drei Stunden Känguruhen taut er auf. Er schäkert mit mir und saugt mir fast den Finger ab. Ich bin unendlich glücklich über den Wechsel, aber es tut mir in der Seele weh, ihn dort zurückzulassen.

Die Station erscheint mir trostlos. Es gibt kaum Bilder und nur eine Schwester für acht Kinder. Daher hat sie auch keine Zeit für mich und meine Fragen zur neuen Situation. Sie hat kaum genug Arme, um sich um alle Kinder zu kümmern. Was ist, wenn bei zwei Kindern gleichzeitig der Alarm losgeht?

Ich frage die Schwester, ob ich ein Foto von Linus haben könne. Auf der anderen Station hätte ich noch keines bekommen. Das stimmt ja auch, wenn man von dem ersten Foto kurz nach der Geburt absieht. Und das zeigt nun mal nicht, wie weit sich Linus schon entwickelt hat. Also erhalte ich zur Feier des Tages noch ein Foto.

Ich hatte zuvor selbst keine gemacht, weil ich ihn nicht stören wollte. Aber heute erscheint er mir so fit. Vielleicht liegt das auch an dem erhebenden Gefühl, dass es auf der neuen Station viele positive Veränderungen gibt. Zum Beispiel Fenster mit Tageslicht.

Ich lerne eben mit dem Wort „gerade" zu leben. Gerade geht es ihm gut. Gerade ist der Augenblick gut, um ein Foto machen zu können, ohne ihn unnötig zu quälen. Eigentlich lüge ich nicht gerne, aber das kann ich mir nicht verkneifen. Stolz zeige ich mein Foto den anderen Müttern am Automaten, die sich mit mir freuen. Der Automat ist zum Treffpunkt der Mütter mit Cola- und Schokoladeentzug geworden.

Das Bild steht auf dem Nachtschrank an meinem Bett – wie auch Schokolade, Cola, Foto, Telefon ...

Unvorstellbar noch vor ein paar Wochen. Wie oft hatte mir meine Mum gepredigt, keine elektrischen Geräte im Schlafzimmer liegen zu lassen. Wie wichtig war mir gesunde Ernährung. Alles hinfällig, alles Indizien dafür, dass die letzten Wochen mein Leben komplett auf den Kopf gestellt haben. Und wer weiß, was noch passieren würde!

13. Januar

Werte stabil, alles im grünen Bereich. Heute fahre ich erst am späten Abend zu Linus. Beim Känguruhen belausche ich die Schwester im Nebenzimmer. Sie erzählt einer Mutter, dass Babys frühestens ab der 36. Schwangerschaftswoche gestillt werden könnten. Das stimmt nicht, denn der Beweis liegt auf meiner Brust und schnarcht. Offenbar ist sie sehr konservativ eingestellt.

Deshalb ändere ich meine Strategie: Ich behaupte, meine Milchproduktion anregen zu wollen und möchte Linus anlegen. Er findet dann auch auf Anhieb die Brustwarze und saugt sofort los. Die Schwester achtet nicht weiter auf ihn. Ich mache sie darauf aufmerksam, dass mein Sohn bereits trinkt. Sie behauptet jedoch, dass er nur nuckeln würde. Ich aber bin mir sicher, ich habe kein nuckelndes Baby, sondern einen kleinen Milchvampir.

Beim Gehen drücke ich ihr einen großen abgedeckten Korb in die Hand. Sie schaut mich mit großen Augen an und nimmt dann wortlos drei Liter Milch, frisch abgepumpt von gestern und heute, entgegen. Mit offenem Mund lasse ich sie stehen und mache mich grinsend auf zum Fahrstuhl. Junge freche Mütter. Unmöglich!

14. Januar

Man ist nur so alt, wie man sich fühlt. Scheiße, ich bin eine versteinerte Mumie, die man bei Ausgrabungen zu lange dem Sonnenlicht ausgesetzt hatte. Mit einem Wort: alt. Mein körperliches Empfinden wird von Tag zu Tag schlimmer. Ich fühle mich wie gerädert. Es dauerte eine Ewigkeit, bis ich aus dem Bett komme.

Ich nehme mir heute nur einen kurzen Besuch bei Linus vor, will Kräfte sammeln und mich im Bett erholen.

Der Frust über das Fehlen des Partners fängt an, sich in Wut zu wandeln. Meine Tochter ist bei der Oma, und meine Wut bekommt in der Küche Flügel verpasst. Die Teller fliegen.

15. Januar

Die Nacht war sehr ernüchternd für mich. Ich merke, dass diese Beziehung für mich keine Zukunft hat. Wobei ich gerade jetzt eine starke Schulter brauchen würde, und Linus sicher auch.

Wenigstens im Krankenhaus sieht alles soweit gut aus. Die Werte sind gleich geblieben und ich melde mich für den Abend an.

Meine Tochter begleitet mich und stolziert ganz selbstbewusst auf die Station. Doch heute passiert etwas Merkwürdiges: Auf dem Weg ins Zimmer stoppt sie plötzlich, dreht sich um und läuft wieder hinaus. Draußen fängt sie bitterlich an zu weinen. Ich renne ihr hinterher und hole sie kurz vor dem Fahrstuhl ein.

Ich nehme an, dass sie sich vor etwas erschreckt hat. Umso merkwürdiger finde ich ihre Aussage: „Ich kann da nicht rein! Etwas stimmt mit ihm nicht! Mama, Mama, hilf ihm! Etwas ganz Schlimmes stimmt nicht!" Was soll man darauf antworten oder davon halten? Sie wirkt sehr durcheinander und aufgelöst. Ich frage sie, was nicht stimmen soll. Doch sie gibt mir immer dieselbe Antwort. Sie weigert sich fest, die Station nochmals zu betreten.

Meine Mum versucht, die Situation zu entschärfen, und fährt mit meiner Tochter nach Hause, während ich völlig verwirrt zu Linus zurückgehe. Was um alles in der Welt meint sie? Ich sehe mir meinen Sohn an, doch ich kann nichts Auffälliges entdecken. Es scheint ihm ganz gut zu gehen, doch beim Känguruhen hat er auffallend häufig Aussetzer und schnorchelt stärker.

Unsere tolle Schwester von gestern ist wieder da und ich jammere über angeblich schlecht einschießende Milch. Ich lasse mir Linus von ihr aus diesem Grunde nochmals anlegen und er darf augenscheinlich noch mal „nuckeln". Er trinkt kräftig und bei der Nachkontrolle des Mageninhalts wird auffällig viel Restmilch gefunden. Bevor die Kleinen eine neue Portion Milch bekommen, wird über die Sonde kontrolliert, ob sich Reste von der letzten Mahlzeit im Magen befinden. Damit will man sehen, ob und wie viel Mich ein Kind während der drei Stunden aufnehmen und verarbeiten kann.

Sie finden bei meinem Sohn also eine hohe Menge an Milchresten, die die verabreichte Menge um ein Vielfaches übersteigt. Die müssen per Zauberei dort gelandet sein. Ich spiele die Unschuldige. Ich weiß von nichts! – Aus medizinischer Sicht sicher nicht sehr geschickt. Aber: Ich denke in dem Moment nicht nach, sondern handle einfach nach meinem Bauchgefühl. Ich sehne mich nach Normalität und folge meinem Urinstinkt: Mein Kind signalisiert mir, es möchte Milch, und mein Körper weiß, dass er ihm genau das geben kann und will.

Im Gespräch mit der Schwester erfahre ich außerdem, dass Linus nicht nur bereits 1310 Gramm wiegt, sondern auch, dass er die gleiche Blutgruppe hat wie ich. Alles klingt sehr gut und ich mache mich grübelnd auf den Weg. Was könnte meine Tochter gemeint haben? Warum war sie so aufgelöst?

Diese Nuss werde ich wohl nicht so schnell knacken. Vielleicht weiß ich morgen mehr.

Bleib stark!

Einige Tage später ruft mich mitten in der Nacht das Krankenhaus an. Ich befürchte das Schlimmste. Mit zittrigen Händen und Knien gehe ich ans Telefon. Linus wurde wieder auf die Neonatologie verlegt, da sich sein Zustand unerklärlicherweise stark verschlechtert hat und er intensiver unter Aufsicht gestellt werden musste.

„Mama, Mama, hilf ihm! Etwas stimmt nicht!" – Immer wieder höre ich die Worte in meinem Kopf, die meine Tochter vor einigen Tagen ausgesprochen und die ich zunächst kaum beachtet hatte. Hatte sie eine Vorahnung? Haben sie so eine feste Bindung? Ist es nur ein Zufall?

Linus' Atemaussetzer werden zusehends mehr, er hat Blut im Stuhl und seine Blutwerte sind schlecht. Ich finde seinen Zustand erschreckend, doch die Rückverlegung auf die Neonatologie als beruhigend. Er steht dort besser unter Beobachtung, ich bin mit dem Prozedere dort vertrauter und ich fühlte mich dort insgesamt wohler. Man umsorgt ihn dort optimal, und ein Gefühl von Sicherheit ist für mich dringend notwendig.

Als ich die Station erreiche, bietet sich mir ein Bild des Schreckens: Linus ist von oben bis unten mit Schläuchen versehen. Auf jedem Handrücken sind Infusionsnadeln, die mir riesig groß vorkommen. Der ganze Körper ist blutverschmiert und er hat offene Wunden und blaue Flecken, die von misslungenen Einstichen der Infusionsnadeln zeugen. Im Inkubator sind Blutspritzer und verschmiertes Blut klebt an den Scheiben. Selbst auf seiner Spieluhr und auf seinem Spielzeug ist Blut.

Linus selbst ist nicht wiederzuerkennen. Der gesamte Körper ist aufgebläht, weil er allergisch auf die Antibiotika reagiert hat. Von den Augen sind nur noch Schlitze zu erahnen. Mund und Nase sind nicht mehr zu erkennen. Der Kopf sieht aus wie eine Wasserbombe. Aufgeblasen und mit offenen Wunden überzogen. Da die Haut so unter Spannung steht, ist sie gerissen. In mir zieht sich alles zusammen! Ich stehe unter Schock. Gibt es eigentlich eine Steigerung von „Schock"? Immer wenn ich denke, mich wirft nichts mehr um, dann passiert etwas, das den vorhergehenden Schrecken nach nichts aussehen lässt.

Das soll Linus sein? Mir wird schlecht. Ich kann nicht wegsehen und habe gleichzeitig das Bedürfnis, sofort wegschauen zu wollen. Was muss ein so kleiner Mensch nur alles ertragen? Wie kann er das überhaupt? Es müssen unbeschreibliche Schmerzen sein!

„Mama, Mama, hilf ihm! Etwas stimmt nicht", fallen mir die Worte meiner Tochter wieder ein. Linus selbst ist durch die Medikamente und den körperlichen Zustand nicht ansprechbar. Er reagiert und bewegt sich nicht einmal. Die Maschinen geben fast durchgängig Alarmgeräusche von sich, Linus' Atmung ist sehr instabil. Der Arzt versucht, ein beruhigendes Gespräch mit mir zu führen. Ich nehme fast nichts und doch alles wahr. Seine Worte und begleitende Gesten laufen wie in einem Film ab. Ich kann es nicht, will es nicht glauben.

Ich bin erschreckend gefühlsarm. Eine Schutzfunktion, weil ich sonst platzen würde? Wie durch einen Nebel scheint der Arzt zu mir zu sprechen. Linus produziere zurzeit nicht genug eigenes Blut und müsse Transfusionen bekommen. Er hätte zudem wieder ein Atemgerät, weil er es nicht mehr alleine schaffe. Ein anderes, hoffentlich verträgliches Antibiotikum und Infusionen ständen ihm trotz Allergie für mindestens zehn Tage bevor. Es war doch schon so gut! Warum er?

Känguruhen gibt es nicht mehr. Natürlich, unter diesen Umständen. Stattdessen werden täglich mehrere Untersuchungen durchgeführt: Ultraschall, Röntgen und Abtasten des geschwollenen Bauches. Der Rest kommt bei mir nicht mehr an. Mein Kopf macht wortwörtlich dicht. Ich bekomme eine Migräneattacke. Der Druck im Kopf wird stärker und mir wird übel. Ich bin gezwungen, die Station zu verlassen, sonst werde ich mich übergeben müssen. Ich entschuldige mich und gehe vor die Tür. Ich weiß nicht, wie lange ich auf diesem trostlosen Flur zubringe, und es ist mir auch egal. Eine Schwester findet mich und will mich beruhigend in den Arm nehmen, mich ein wenig aufbauen. Doch ich will meine Ruhe.

Wie ich nach Hause komme, weiß ich später nicht mehr. Ich rufe auf der Station an, doch die Schwester kann mir nichts Neues erzählen. Ich fühle mich vollkommen leer. Ich kann weder weinen noch empfinde ich Schmerz. Ich habe den Anblick von Linus immer vor Augen. Was ist los mit ihm? Was habe ich übersehen? Im Gegensatz zu meiner Tochter ...

Linus' Ohren sind so geschwollen, dass er nicht einmal etwas hören kann. Jede Berührung bedeutet für ihn Höllenschmerzen. In den Arm nehmen kann ich ihn also nicht. Obwohl ich das ungeheure Bedürfnis dazu habe. Es ist doch das Normalste der Welt, ein Baby zu trösten, Schutz zu signalisieren, Liebe und Wärme zu schenken. Es geht nicht. „Bleib stark, mein Schatz", flüstere ich meinem Kleinen zu. Zugleich ist da der Wunsch, selbst in den Arm genommen zu werden. Nur gehalten zu werden. Gesagt zu bekommen, dass alles wieder gut wird.

Ich liege alleine im Bett neben dem Telefon. Immer in der Hoffnung, es nicht zu überhören, wenn es klingelt, und noch viel mehr in der Hoffnung, dass es überhaupt nicht klingelt, denn das würde nichts Gutes heißen.

Mit diesem Gedanken schlafe ich ein.

Nachts klingelt das Telefon. Nein! Bitte nicht! Hör auf zu klingeln. Bitte, lass jemanden sich verwählt haben! Ich will da nicht rangehen! Doch was würde ich schon groß ändern, wenn ich nicht abnehme?

Der Arzt muss mir leider sagen, dass die Werte noch schlechter seien. Geht das überhaupt? Der Kinderchirurg habe sich Linus bereits angesehen und ihn auf seine Operationsliste gesetzt. Mein Sohn habe mehrere Bluteinheiten bekommen, und der Zustand sei insgesamt schlecht. Man könne weiterhin nichts Genaues sagen, außer dass der Darm nicht richtig funktioniere und man sehen wolle, wie man vorgehen könne.

Ich weiß nicht, wohin mit meinen Gefühlen. In den Nächten fühle ich mich besonders einsam. Am Tag bin ich wenigstens so beschäftigt, dass es mir hier und da zeitweise gelingt, mich abzulenken, oder ich habe „nur" Gedankensprünge. In der Nacht entkomme ich meinen Gedanken und Ängsten viel schwieriger. Sie scheinen sich im Kreise zu drehen.

Dazu kommt, dass ich am Tag natürlich besonders im Beisein meiner Tochter versuche, die Starke zu sein, und mir meine Sorgen und Ängste nicht so anmerken zu lassen, damit sie sich nicht auch noch Sorgen um ihre Mama macht. Leicht fällt mir das nicht und ich bin froh, meine Mutter zu haben. So kann ich auch mal den Raum verlassen, wenn wir bei ihr sind und ich die Tränen nicht mehr zurückhalten kann.

Am nächsten Nachmittag mache ich mich unsicher auf den Weg ins Krankenhaus. Ich habe Angst vor dem Anblick, will das Gebäude nicht betreten, habe Angst vor dem, was auf mich zukommt. Warum fahre ich überhaupt hin? Ich kann nichts machen, um meinem Baby zu helfen. Fühle mich überflüssig. Ich würde mich gern drücken, versuche es aber mit Selbstmotivation: Sicher spürt mein Sohn meine Anwesenheit. Vielleicht hört er mich. Irgendwas sagt ihm sicher, dass ich für ihn da bin. Oder?

Seinen Anblick auszuhalten fällt mir unbeschreiblich schwer. Das Atemgerät wirkt riesig an ihm und die Augen sind zugeklebt. Was die Situation aber endgültig unerträglich macht, ist die Tatsache, dass er die ganze Zeit bitterlich weint. Es zerreißt mir das Herz. Ich muss hier raus. Ich ziehe mich mit schlechtem Gewissen zurück, doch mir wird schwindelig und schlecht. Draußen muss ich mich übergeben.

Als ich wieder zu Hause bin, ziehe ich mich in mein Bett zurück. Ich bekomme beim Klingeln des Telefons fast einen Herzinfarkt, aber es ist gar nicht das Krankenhaus, sondern nur eine Freundin. Ich denke: Ruft mich nicht mehr an. Tut mir das nicht an. Andererseits bin ich beleidigt und enttäuscht, dass sich viele meiner Freunde auffällig rarmachen. Ist es Berührungsangst mit dem Thema? Totschweigen?

Darüber reden würde ich derzeit nicht wollen. Ich ziehe mich mehr und mehr zurück. Am liebsten würde ich mir eine Campingausrüstung besorgen und ganz bei meinem Kind sein. Ich hatte noch nie solche Verlustängste.

Der zuständige Arzt berichtet nach der Visite am Folgetag, dass Linus' Zustand zunehmend besser würde. Die künstliche Beatmung konnte ein wenig zurückgefahren werden. Weiter so! Ich klammere mich an jeden Strohhalm. Auf der Fahrt zum Krankenhaus fühle ich mich dennoch wie auf dem Weg zum Henker. Jeder Schritt scheint in Zeitlupe zu sein, eine Qual.

Ich zögere den Besuch hinaus. Fünf Mal laufe ich den Flur auf und ab, sehe mir die Bilder von den bereits entlassenen Kindern an, bevor ich die Station betrete. Mussten sie auch so durch die Hölle gehen, bevor sie nach Hause durften? Wenn ja, dann haben sie es geschafft, und Linus wird das auch schaffen. Hoffentlich!

Nachdem ich tief Luft geholt habe, betrete ich die Station. Lange halte ich es nicht aus. Mir wird wieder schlecht und ich habe Kopfschmerzen.

Auf zum Automaten: Ich brauche Schokolade. Eine Pause tut mir gut. Eigentlich möchte ich gar nicht mehr nach oben auf die Station gehen. Aber ich überwinde mich.

Linus' Zustand wirkt fast unverändert. Er greift fest zu, als ich ihm unsicher einen Finger reiche. Er lässt gar nicht mehr los. Ja, ich bin da. Ich lass dich nicht allein. Beim Schleimabsaugen weint er jämmerlich und zerquetscht mir fast den Finger. Er hat Kraft. Das gibt mir Hoffnung. Er merkt, dass ich da bin. Geht es bergauf?

Am Abend laufen die Tränen zu Hause unkontrolliert. In den Tränenpausen rufe ich auf der Station an, und nach dem Auflegen laufen sie wieder weiter.

Einen Tag später bespricht der Arzt mit mir seine vermutete Diagnose. Er berichtet, dass Linus' Bauch nicht mehr so stark gebläht sei, er aber immer noch Blut im Stuhl habe. Er gehe von einem Darmverschluss aus, der operativ entfernt werden müsse, wenn sich die Situation nicht bald ändern würde.

Endlich eine Diagnose, mit der ich etwas anfangen kann. Sie ist nicht gut, aber ich weiß so, was mit ihm los ist, und kann eher auf ihn eingehen.

Am nächsten Tag gibt es erfreuliche Nachrichten: Die Werte von Stuhlgang und Blut seien besser. Was auch immer das bewirkt haben mag, ich bin erleichtert. Doch keine Operation! Linus ginge es zwar noch nicht 100%ig gut, aber er sei auf einem guten Weg.

Das war knapp. Sehr knapp. Erschreckt hat mich die unglaubliche Veränderung innerhalb einer Nacht.

Mini Happy Birthday
mit Hindernissen

Meine Nachbarin will mich beim nächsten Besuch als Unterstützung begleiten. Zuvor gibt es einen Tee und ein paar aufmunternde Worte. Ich möchte am liebsten gar nicht losgehen. Meine Nachbarin nimmt mich an der Hand und setzt mich in ihr Auto.

Als meine Nachbarin Linus sieht, ist sie tief geschockt und wirkt mit der Situation recht überfordert. Ich bin insgeheim dankbar zu sehen, dass Linus' Schicksal nicht nur mir so nahe geht. Geteiltes Leid ist halbes Leid.

Am folgenden Tag hat Linus wieder neue Anschlüsse. Er wirkt ein wenig lebendiger und ich bekomme sogar ein ansatzweise leichtes Lächeln von ihm. Mein Herz macht einen erleichterten Sprung.

Mein Sohn ist erschöpft und die Augen fallen ihm immer wieder zu. Aber wenigstens sieht man etwas von seinen Augen und er öffnet sie ein wenig.

Ich bleibe bei ihm, bis er tief schläft, und wünsche ihm eine gute Nacht. Danach fahre ich mit der Nachbarin nach Hause. Sie war so lieb und hat mich noch einmal gefahren, sich aber strikt geweigert, die Station erneut zu betreten.

Bei der Heimfahrt herrscht im Auto Stille. Keiner sagt auch nur ein Wort. Mir ist das ganz recht so. Meine Nachbarin sieht nachdenklich aus. Wir brauchen nicht zu reden und verstehen uns auch so. Es tut gut, dass jemand leise mit mir leidet und mir das Gefühl gibt, dass er mich versteht.

Zu Hause angekommen bin ich nur dankbar. Im Stillen ... Erschöpft und zu nichts anderem mehr in der Lage falle ich ins Bett. Ich fühle mich wie ein Auto auf der Müllhalde: Nicht mehr ansehnlich, nicht mehr zu gebrauchen und seit langem alt. Sehr, sehr alt.

Am nächsten Tag treiben mich mein schlechtes Gewissen und mein Verantwortungsgefühl aus dem Bett. Ein wenig Egoismus täte jetzt gut, eine Auszeit. Aber Linus kann ich das nicht antun. Und ich weiß: Mein Kopf und mein Herz wären dauernd bei ihm.

Bei meinem Besuch ist Linus vollkommen erschöpft. Er reagiert nicht. Immerhin kann ich seine Hand halten und seinen Kopf leicht streicheln. Ich habe dennoch Berührungsängste, will ihm nicht wehtun. Ich wünsche mir sehnsüchtig, dass er bald mit mir kuscheln kann.

Jeden Tag nehme ich ein Tuch mit, um es im BH zu tragen, damit Linus meinen Körpergeruch wahrnehmen kann. Heute aber habe ich zwei Tücher dabei. Eines für ihn und eines für mich. Das ständige Reinigen der Hände und Behandeln von Linus hat bei mir eine merkwürdige Veränderung hervorgerufen: Den Geruch von Babys verbinde ich nun nicht mehr mit Babycreme oder Babyshampoo. Verrückterweise riechen für mich Desinfektionsmittel nach Baby und ich schnüffle öfter heimlich an meinen Händen. Ich halte das Tuch unter den Desinfektionsspender. Nun ist es wohl amtlich, ich bin bekloppt. Hauptsache, das Desinfektionstuch beruhigt mich.

Als ich fast einen Monat nach Linus' Geburt morgens zur Station komme, fällt mir zum ersten Mal die Hintergrundmusik auf, die in den Räumen läuft. Eine der Schwestern erzählt mir, dass sie je nach Tageszeit eingesetzt würde. Am liebsten hätten die kleinen Mäuse klassische Musik. Morgens gäbe es Schwungvolles zum Wachwerden und abends eher Ruhiges. Im Ganzen würde die Musik aber nur leise im Hintergrund laufen, da es auf der Station schon laut und hektisch genug sei.

Linus strahlt über beide Ohren und seine Augen scheinen zu leuchten. Ich kann mich ebenfalls nicht zurückhalten, da es mich mit unendlicher Freude und Erleichterung erfüllt, ihn so zu erleben. Ihn überhaupt noch am Leben zu wissen und zu sehen, dass er nicht leidet. Es ist so schön ...

„Hauptsache gesund" – sagt man das nicht mal eben so, ohne sich dessen bewusst zu sein, was es wirklich bedeutet? Vor allem, wenn dieser Zustand nicht besteht.

Linus brummt heute, denn zur Abwechslung habe ich ihm eine ganze Menge zu berichten. Berühren darf ich ihn allerdings nicht. Er verzieht sonst das Gesicht und beginnt zu weinen. Der ganze Körper ist mit offenen Wunden überzogen, weil man vergeblich versucht hat, neue Zugänge zu legen. Wie soll man da Nähe aufbauen, außer über die Stimme?

Ich möchte ihn so gerne in den Arm nehmen und nie wieder loslassen. Jeder Zentimeter meines Körpers schmerzt, wenn ich mir die Wunden anschaue.

Wegrennen gilt nicht, ich weiß. Aber manchmal ist der innerliche Schmerz so groß, dass ich das dringende Bedürfnis dazu habe. Ein Lächeln über die Entfernung heitert mich nur kurz auf.

Bald wird ein neuer Versuch gemacht, ohne die Beatmung auszukommen. Wieder ein Schritt in Richtung Besserung. Was will man mehr?

Ich will mehr! Mehr für Linus! Er soll keine Schmerzen haben. Keine offenen Wunden, keine blöden Schläuche, keine widerlichen Nadeln. Wie lange muss er das noch ertragen? Wann können wir gehen? Wird es weitere Abstürze geben?

Doch schon kurz nach der Entfernung des Tubus werden die Atempausen immer größer und Linus bekommt erneut Unterstützung. Er wehrt sich energisch und schimpft so sehr, dass man ihm die Hände mit kleinen Verbänden, die an seinem Kasten fixiert werden, festbindet. Diesmal werde ich vom Arzt sogar aufgefordert, den Raum zu verlassen, bis sie fertig sind mit dem Einführen des Rachentubus.

Vor ein paar Minuten war alles noch so schön, und jetzt sieht die Situation komplett anders aus. Wird es immer so bleiben? Werden wir je überhaupt eine Chance haben, ein normales Leben zu führen?

Das scheint derzeit unwahrscheinlich. Ich empfinde die Situation als Berg- und Talwanderung. Man wandert den Berg schwerfällig hinauf und hat den Gipfel fast in Sichtweite, dann – urplötzlich – rutscht man einen großen Abhang hinab, muss sich erstmal verarzten lassen, wieder fangen und ein wenig zu Kräften kommen. Dann kann man wieder mit dem Aufstieg beginnen.

Kaum hat man den Gipfel endlich erklommen, stellt man fest, dass es sich um eine Bergkette handelt und man noch weitere Abhänge und Abstürze sowie harte Aufstiege vor sich hat.

Der zuvor so hart erkämpfte Gipfel erscheint einem nichtig. Immer wieder neue Kräfte und Motivation sammeln zu müssen ist notwendig, genau wie das Ziel nie aus den Augen zu verlieren und die Hoffnung zu behalten.

Ich habe Klettern noch nie gemocht, ich liebe das Meer! Nun sieht es so aus, als müsste ich die Heidi in mir wecken und die Alm erklimmen. Joladiehö. Wenn es sein muss, werde ich auch dies tun.

Vormerken: Dirndl aus dem Schrank holen und entstauben!

Linus hat sich so verausgabt, dass er eingeschlafen ist. Ich bleibe noch ein wenig und jodle ihm Mut zu. Mir ebenfalls.

Zu Hause höre ich am Telefon, dass die Atmung besser sei und wieder stabil. Für wie lange diesmal? Der Blick in meinen Kühlschrank offenbart, dass ich Schokoholikerin geworden bin. Die ganze Nacht bin ich am Frustfressen, nehme aber aufgrund des Stresses kein Gramm zu.

In den letzten drei Tagen habe ich fast nicht geschlafen und leide unter Migräne. Dabei habe ich mit dem Schlafentzug erst gerechnet, wenn Linus nach Hause kommt. Aber es hilft nichts. Alle noch so schönen Hilfsmittel versagen. Ich fühle mich grauenhaft.

Mein Hausarzt empfiehlt mir, mal an mich zu denken und mich ins Bett zu legen. Mein schlechtes Gewissen besucht mich, aber ich muss letztendlich einsehen, dass er Recht hat.

Ich versuche mich abzulenken und telefoniere mit Freunden. In Gedanken bin ich trotzdem bei Linus. Gespräche über Frisuren, Fingernägel und den letzten Discobesuch empfinde ich als unwichtig. Wenn das alles an Problemen ist, muss das Leben beneidenswert langweilig und unkompliziert sein. Ich höre nicht zu, unterbreche die Gespräche rasch und frage mich, warum ich überhaupt angerufen habe.

Bis spät in die Nacht melde ich mich immer wieder im Krankenhaus und nerve die Schwester. Ich danke insgeheim dem Erfinder des Telefons. Trommeln wäre mir definitiv zu laut und anstrengend. Glücklicherweise höre ich, dass Linus' Zustand weiter stabil ist, und gönne mir diesen Bummeltag im Bett.

Ich fühle mich am nächsten Tag dann auch ein wenig frischer und kräftiger, wenn man das so nennen kann. Ein Außenstehender hätte aber wahrscheinlich keinen sichtbaren Unterschied entdeckt.

Linus geht es ebenfalls ein ganzes Stück besser. Der Tubus wurde in der Nacht wieder entfernt, und mein Sohn ist heute hellwach. Vielleicht tat uns die Pause wirklich ganz gut und wir sind beide besser drauf.

Linus hat inzwischen entdeckt, wie man schmatzende Geräusche macht, und tut dies immer und immer wieder. Zwischenzeitlich lacht er über sein Verhalten selbst. Er greift auch beharrlich nach meinem Finger, führt ihm zum Mund und schmatzt laut. Er lacht und wiederholt die Prozedur.

Ist es Hunger oder nur ein Spiel zwischen uns beiden? Nein, ein hungriges Kind lacht nicht so herzlich. Lass uns spielen, ich bin dabei. Spielen ist simpel und produziert jede Menge Glückshormone.

Nach der Mundhygiene fallen Linus die Augen zu und er schläft erschöpft ein. Spielen ist harte Arbeit. Vorsichtig wickle ich ihn, doch er bewegt sich nicht einmal, so kaputt ist er.

Mir fällt jedoch beim Wickeln ein Bauchdeckenriss auf. Er hat anscheinend einen Bauchnabel- und Leistenbruch. Ich spreche die Schwester darauf an, doch diese weiß von nichts und kann auch in den Unterlagen nichts darüber finden. In den Akten sei nichts vermerkt, also sei da auch nichts.

Hä? Schön, dass mein Kind, wenn es auch ein recht kleines ist, nur als Akte wahrgenommen wird. Aber es wäre doch mal nett, wenn man sich statt der Akte das Kind selbst ansehen würde.

Nach der Verabschiedung mache ich mich nachdenklich auf den Rückweg. Ist so ein Bauchdeckenbruch das Endergebnis von der Darmproblematik? Wirklich überraschen würde es mich nicht, denn ich habe im Vorfeld schon gehört, dass fast alle Frühchen früher oder später solch einen Bruch erleiden, weil die Bauchdecke noch instabil ist.

Verzweifelt frage ich mich, ob Linus denn alles mitnehmen muss. Kaum hat er eine Komplikation knapp überstanden, kommt schon der nächste nicht zu gebrauchende Mist. Vielleicht sollten Masochisten als Frühchen wiedergeboren werden, die hätten ihre wahre Freude!

Mit meiner Mum führe ich bis spät in die Nacht noch ein langes Gespräch. Sie erzählt mir, dass ich als Kind einen Bauchnabelbruch hatte, der aber nie behandelt werden musste und von selbst geheilt ist. Es tut gut, das zu hören, und macht mir vor allem Mut. Ein Bruch ist also kein Weltuntergang, das schaffen wir.

Bei der Besprechung am nächsten Morgen druckst der Arzt ein wenig herum, scheint nervös zu sein, bis er endlich mit der Sprache herausrückt. Mein Sohn habe einen Bauchnabel- und Leistenbruch. Dies sei aber nicht weiter schlimm, versucht er mich aufzumuntern. Junge, den Punkt habe ich schon gestern überwunden!

Er reagiert ein wenig verwundert, als ich meine, dass ich das bereits gewusst hätte und er mir etwas Neues erzählen solle. Etwas peinlich für ihn, aber supergut für mein nicht vorhandenes Ego.

Meine Oma hat in wenigen Tagen Geburtstag und ich überlege mir, ein paar Fotos zu machen, sofern Linus fit ist und ich die Situation dafür geeignet finde.

Immer wieder gibt es den einen oder anderen Anruf von Verwandten, der mir das Gefühl gibt, dass die Situation noch immer nicht verstanden wird. Wahrscheinlich deshalb, weil diese Extremsituation nicht den normalen Verlauf hat und damit für Ungläubigkeit und Unverständnis bei den Angehörigen sorgt.

Dafür habe und will ich keine Kraft verschwenden. Die brauchen nämlich meine Kinder von mir.

Linus verpennt meinen Besuch regelrecht. Die Werte sind gleich geblieben, und Schlaf soll ja wahre Wunder wirken. Also her damit!

Zu Hause erwartet mich eine süße Überraschung: An meiner Wohnungstür hängen drei bunte Luftballons, eine Mauskarte mit ein paar lieben Worten und ein kleines Holzspielzeug. Das Ganze ist auch noch hübsch verpackt. Meine Mutterhormone tanzen Sirtaki.

Wie lieb! Das erste offizielle Geschenk für Linus und die erste liebevolle Begrüßung auf dieser Welt. – Dass es die einzige bleiben wird, weiß ich da noch nicht. – Eine meiner Nachbarinnen hat mir mit dieser Überraschung eine größere Freude bereitet, als sie sich wahrscheinlich vorstellen kann. Nicht nur die Geste ist lieb, sie ist für mich eine Bestätigung, dass Linus offiziell als Baby angesehen wird. Ein Familienmitglied und nicht ein Wackelkandidat, über den man nicht einmal spricht.

Die nächste Nacht bleibt ruhig und Linus' Werte sind stabil. Am Telefon berichtet man mir, dass sie zwischenzeitlich versuchen wollen, ihm wieder ein wenig Milch zu geben. Während der kritischen Phase hatten sie die Versorgung mit Milch gestoppt, um den Darm zu entlasten. Perfekt, ich bin zu allen Milchschandtaten bereit! Linus interessiert das heute alles weniger. Er schläft wieder tief und fest. Wer weiß, was wieder alles vorgefallen ist.

Die Schwester nimmt sich ein wenig Zeit für mich und berichtet mir, dass sie die Medikamente absetzen wollen.

Wow! Ja, ich bin dabei! Immer weiter so! In einem Nebensatz fällt die Frage, ob ich Lust auf Känguruhen hätte, denn das sei aufgrund der guten Werte auch mit einer verschlafenen Schnarchnase morgen wieder möglich. Was für eine Frage! Sofort! Lasst uns loslegen! Darauf habe ich so lange gewartet und Linus sicherlich auch.

Die guten Nachrichten reißen heute nicht ab, denn Linus hat sein Gewicht enorm gesteigert. Er wiegt bereits 1580 Gramm. Immer noch nicht viel für ein Baby, aber viel für ein Frühchen seines Alters. Ich verabschiede mich und freue mich schon riesig auf den nächsten Tag.

Im Anschluss gehe ich dieses Mal nicht gleich nach Hause, sondern werde mir eine Elterngruppe ansehen, die es nur für Eltern dieser Station gibt. Eigentlich existiert so etwas ja schon in offener Form – täglich am Schokoladenautomaten. Nur, dass auf der Station keiner davon weiß. Wie viele Millionen nimmt der Besitzer der Automaten wohl alleine durch die gestressten Eltern der Neonatologie ein?

Vormerken: Nicht in Immobilien, sondern zukünftig in Schokoladenautomaten in der Nähe von Frühgeburtsstationen investieren!

Zu meiner Überraschung besteht die Elterngruppe aus mir und – nur aus mir. Eine Oberschwester und die Pfarrerin stürzen sich voll Freude auf mich. Irgendetwas sagt mir, dass ich nicht nur heute anscheinend die Einzige bin, die dieser Gruppe beiwohnt. Dafür bekomme ich die volle Aufmerksamkeit, jede Menge toller Tipps und Anregungen.

Ich bombardiere die motivierten Frauen mit Fragen und kenne kein Tabu. Sie bemühen sich, mir fachgerechte und umfangreiche Antworten zu präsentieren. Amüsant finde ich jedoch die zweideutigen Aussagen, wenn sie sich auf dünnem Eis bewegen.

„Medizinisch gesehen ist das so und so ... die Ärzte behandeln es so und so, weil ... Aber hören Sie auch auf Ihr Herz! Machen Sie es ruhig so und so ... Es ginge auch so und so ... das können die Ärzte aber nicht vertreten!"

Ha! So viel zu den Göttern in Weiß. Die beiden Frauen reden die Ärzte nicht schlecht, räumen aber ein, dass diese nicht allwissend und oft in ihren Behandlungsschemata eingefahren seien.

Ärzte tun alles, was sie können, keine Frage. Und zwar so, wie sie es viele Jahre gelernt haben. Ich möchte mit ihnen nicht tauschen – nur leider kommt bei der ärztlichen Sichtweise oft die Intuition zu kurz. Was verständlich ist. Dazu sind Ärzten zudem oft rechtlich die Hände gebunden.

Ich hätte mir oft eine Mischung aus ärztlicher Kunst und innerem Gespür gewünscht oder ein wenig mehr Offenheit für neue Wege.

Für mich heißt es jetzt, darauf zu vertrauen, dass bei einem Problem mehrere Antworten und Wege bestehen und es eine Wahl zwischen verschiedenen Behandlungsweisen gibt. Es liegt an mir, mich zu informieren und neue Möglichkeiten ausfindig zu machen, mehr nachzufragen und nicht immer nur außen vor zu sein. Das alles gibt mir neuen Schwung. Jetzt kann ich also aktiv meinen Teil beitragen.

Das Gespräch ermöglicht mir ein fundierteres Fachwissen. Ich will Hintergründe erfassen und verstehen, warum man bestimmte Behandlungsweisen einsetzt. Es tut zudem gut, mich mit jemandem auszutauschen. Zwei kompetente Ansprechpartnerinnen vor mir zu haben, die sich freuen, dass jemand ihre Hilfe annimmt, ist perfekt. Sie schmieden Pläne mit mir, wie sie mir neue Perspektiven verschaffen können. Danke, das ist wichtig für mich.

Ganz nebenbei fällt mir auf, dass heute der erste Monat geschafft ist. Mini Happy Birthday, meine kleine Schmusemaus!

Auch am nächsten Tag ist Linus' Zustand stabil. Das heißt Känguruhen. Meine Vorfreude kennt keine Grenzen. Auf dem Weg singe ich erst unbewusst und dann bewusst ungehemmt vor mich hin. Es tut so gut, ihn zu spüren! Meine schützende Hand vorsichtig über ihn zu halten.

Linus sucht spontan nach der Brust, und ich lasse ihn ein wenig auf der Brust herunterrutschen. Doch im selben Moment, da er die Brustwarze im Mund hat, schläft er ein und beginnt zu schnarchen. Ich kann mir ein herzhaftes Lachen nicht verkneifen. Ich erbettle eine zusätzliche halbe Stunde zu den angesetzten drei Stunden Känguruhen. Wir mussten schließlich lang genug darauf warten!

Linus verzieht das Gesicht und knurrt laut, als die Schwester ihn nach Ablauf der Zeit von meiner Brust nimmt und zurück in seinen Kasten legt.

Nun muss ich mich beeilen, denn um den Geburtstag meiner Oma werde ich nicht herumkommen. Wenn auch nur für zwei Stunden. Lust habe ich keine.

Wenigstens meine Tochter hat einen abwechslungsreichen Tag gehabt. Wenn es Fragen zu Linus' Zustand gibt, werde ich direkt übergangen und alle quetschen meine Mum aus. Aus Respekt? Wohl kaum. Eher denken sie wohl, dass ich noch nicht reif genug für Erwachsenengespräche bin.

Am liebsten will ich wieder gehen, aber ich will meiner Oma eine Freude machen. Ich nutze die Gelegenheit und ziehe mich in die Küche zum Abwaschen zurück. Herzliche und ehrliche Worte erhalte ich wie immer nur von meiner Urgroßtante, die mir aber nur abseits der Familie in der Küche ihre Gefühle offenbart. Sie hat Tränen in den Augen und nimmt mich wortlos in den Arm.

Von den anderen kommt kein Zuspruch. Was hatte ich schon erwarten können? Ich kenne diese Familie zu lange.

In den Augen meiner Familie hat das schwarze Schaf nur einen weiteren Fehler begangen. Ein weiteres Kind in die Welt gesetzt. Entsetzlich! Wie soll man so etwas tolerieren? Am besten, man ignoriert es.

Die Stimmung, die in der Luft liegt, erdrückt mich fast.

Mein kleines Dickerchen

Nach fünf Wochen wird mir intensiv bewusst, dass noch mindestens zwei Monate Krankenhaus vor uns liegen. Das scheint mir unendlich.

Linus' Zustand ist weiterhin gut, meiner hingegen wird immer schlechter. Ich habe eine heftige Erkältung und meine Migräne ist so stark, dass ich mich schweren Herzens gezwungen fühle, meinen heutigen Besuch im Krankenhaus abzusagen.

Die Schwester bestärkt mich in meinem Entschluss und bittet mich, den Arzt aufzusuchen. Mit einem Infekt könnte ich die Kinder auf der Station unnötig in Gefahr bringen. Das wäre das Letzte, was ich will! Sie beruhigt mich und sagt mir, dass Linus am Nachmittag wieder auf die andere Station kommen würde, da sein Zustand so gut sei. Sie meint, dass das voraussichtlich sowieso bedeuten würde, dass er den Termin heute verschläft. So eine Verlegung koste viel Energie.

Mein Arzt verordnet mir nicht nur absolute Bettruhe, sondern verpasst mir auch ein Versuchsverbot. Die Ansteckungsgefahr sei zu hoch. Das Fernbleiben erscheint mir wie eine Bestrafung. Unnötige Risiken will ich aber nicht eingehen, also bleibe ich zu Hause, so schwer es mir auch fällt.

Linus' Zustand sei weiterhin stabil, heißt es knapp bei meinem Telefonat am nächsten Tag. Tolle Station. Nicht mal eine kleine liebevolle Bemerkung am Rande. Was für das Mamaseelenheil gut wäre. Ich lasse aber nicht locker. Die Schwester erzählt mir, dass Linus sein erstes Wannenbad in einer kleinen Schüssel genossen hat. Sein erstes Bad, und ich war nicht dabei?

Bevor ich weiter darüber nachdenken kann, werde ich stutzig: Moment mal, was ist mit all den Schläuchen und Wunden? Das muss doch schmerzen! Ich könnte heulen. Warum durfte ich nicht dabei sein? Ein Stück Alltag, und ich werde ausgeschlossen. Nun fühle ich mich doppelt bestraft. Ich wäre so gerne dabei gewesen.

Am Abend rufe ich nochmals an. Es heißt, Linus habe einen bösen Atemaussetzer gehabt. Was immer das bedeuten mag! Ich möchte es vielleicht lieber gar nicht wissen. Zum jetzigen Zeitpunkt aber sei der Zustand wieder stabil und das Gewicht liege nun bei 1670

Gramm. Hoffentlich bleibt es so und ich kann ihn bald wieder besuchen.

Ziel Nummer eins: Schnell gesund werden!

Ich rede Linus gut zu: „Halte durch! Mama ist bald wieder auf dem Damm, und dann Känguruhen wir bis zum Umfallen."

Auch am nächsten Tag ist alles in Ordnung, wird mir per Telefon ausgerichtet. Zu mehr kommt die Schwester gar nicht, da es einen Alarm im Hintergrund gibt und sie einfach auflegt.

Für mich bleibt ein großes Fragezeichen zurück. War das Linus? Ist er okay? Die Atmung? Die Allgemeinwerte? Die Verdauung? Hat er zugenommen? Ist er gewachsen? Und am meisten würde mich interessieren: Wann dürfen wir nach Hause?

Ich merke, wie ich mit der neuen Station hadere: Noch vor wenigen Tagen war Linus umgeben von mehreren Schwestern, die sich um sein Wohlergehen kümmerten. Das gab mir ein Gefühl der Sicherheit. Nun muss er sich eine Schwester mit mehreren Kindern teilen, obwohl er noch nicht ganz über den Berg ist. Hätte man seine Probleme vielleicht eher erkennen und somit früher eingreifen können, wenn die Besetzung besser gewesen wäre? Hätte man den Extremfall vorzeitig beheben können und er wäre dem Risiko nicht so ausgeliefert gewesen?

Nein, daran mag ich nicht denken, sonst packe ich wirklich meine Campingsachen und mache einen Sitzstreik gleich neben dem Brutkasten. Also versuche ich den Gedanken zu ignorieren und tue mein Bestes, nämlich gezwungenermaßen gar nichts.

Auf dem Weg zum Arzt sehe ich eine Mutter, die einen Kinderwagen vor sich herschiebt. In dem Wagen liegt ein etwa vier Monate altes Baby, und neben dem Wagen läuft ein ungefähr vierjähriges Kind. Die Mutter raucht und pustet den Rauch direkt in den Kinderwagen. Im Netz des Kinderwagens klirren zwei Bierflaschen. Der Anblick erschreckt mich. Noch mehr lässt mich jedoch der raue Ton zusammenfahren, den die Mutter dem laufenden Kind gegenüber anschlägt. Dem Jungen fällt das Kuscheltier, das es trägt, aus der Hand. Statt beim Aufheben behilflich zu sein, schnauzt die Mutter ihn an und gibt ihm eine Ohrfeige.

 Ich wäre so gern zu dieser Mutter gegangen, hätte ihr eine geklebt und ihr eine Predigt darüber gehalten, was für ein Glück sie hat, zwei gesunde Kinder zu haben.

Stattdessen gehe ich wortlos weiter.

Über junge Mütter zieht man her! Ich aber habe noch nie Alkohol getrunken und noch nie geraucht. Geschweige denn, dass ich meine Kinder je so behandelt hätte. Das Alter sagt nichts darüber aus, wie man sich um seine Kinder kümmert. Vorurteile lassen solche Tatsachen jedoch außen vor.

Mein Arzt gibt mir grünes Licht für den Klinikbesuch, vorausgesetzt, dass ich die Hygienevorschriften der Station doppelt einhalte. Kein Problem! Ich würde so ziemlich alles machen, nur um kurz meinen Sohn sehen zu können.

Sofort mache ich mich auf den Weg, um ihn zu besuchen. Ich kann die Ungewissheit nicht mehr länger aushalten. Nur Aussagen über das Telefonat reichen mir nicht mehr. Ich will sehen, wie es ihm geht. Mir selbst ein Bild machen können. Hat er meine Abwesenheit bemerkt? Habe ich ihm so sehr gefehlt wie er mir?

Als ich ankomme, reinige ich mich doppelt und dreifach und ziehe vorsichtshalber gleich zwei Mundschutze übereinander. Doppelt hält besser! Und: Sicher ist sicher!

Linus ist so erschöpft, dass er nicht einmal die Augen öffnet. Was machen die mit dir, wenn ich nicht da bin, dass du so erschöpft bist? Komm, nur ein Blick, eine Geste, damit ich weiß, dass du okay bist!

Meine Bitte bleibt jedoch unerhört. Linus verschläft meinen kompletten Besuch. Ich bin jedenfalls ruhiger, da ich mich nun selbst davon überzeugen konnte, dass es ihm einigermaßen gutgeht. Ich gebe die Hoffnung nicht auf und freue mich schon auf morgen.

Zu Hause falle ich um, bin aber innerlich ruhiger und finde besser Schlaf.

Anders als erwartet beginnt der nächste Tag nicht so rosig wie erhofft. Der Chefarzt der Station hat eine wichtige Entscheidung getroffen, die mich sehr schockt. Linus bekommt keine Muttermilch mehr. Sein Darm sei überfordert und die Verdauung so schlecht, dass der Arzt einen weiteren Darmverschluss nicht riskieren möchte. Schon gar nicht vor dem Hintergrund eines bestehenden Bauchnabel- und Leistenbruchs.

Keine Milch mehr. Ich fühle mich noch unnützer. Ich darf meinem Kind nicht einmal mehr wichtige Abwehrstoffe geben, die er so nötig hätte. Meine Position als Versorgerin – die einzige Position, die nur ich erfüllen konnte – wird mir entrissen.

Natürlich verstehe ich die Notwendigkeit, die dahintersteckt. Natürlich will ich Linus nicht einem weiteren Darmverschluss aussetzen. Natürlich will auch ich nur sein Bestes. Trotzdem fühlt es sich schrecklich an. Ich bin mehr als geknickt. Meine Frauenehre ist angekratzt. Als ehemalig beste „Kuh" würde ich meine Auszeichnung verlieren und beim Schlachter landen. Genauso fühle ich mich auch. Wie sollte ich meinem Sohn das nur klarmachen? Kein geheimes Naschen mehr beim Känguruhen.

Als hätte der Arzt seinen fiesen Tag, bekomme ich heute auch noch Besuchsverbot. Ich solle mich noch ein oder zwei Tage erholen, um eine Gefährdung durch Ansteckung ausschließen zu können.

Vormerken: Ich mag den neuen Stationsarzt nicht! Der versaut einem den Tag!

Frustriert versuche ich, mich abzulenken und mein angekratztes Mutterego zu streicheln. In wenigen Tagen hat meine Tochter Geburtstag und es gibt noch eine Menge zu erledigen. Sie hat in den letzten Monaten und Wochen immer zurückstecken müssen. Nun soll sie die Nummer Eins sein und einen ganz besonderen Tag erleben.

Der Einkauf gestaltet sich schwieriger als gedacht. Beim Anblick von Geburtstagskerzen, Luftballons und der Auswahl der Kuchenzutaten machen sich meine Gedanken selbstständig. Schwupps schleichen sich wieder diese fiesen kleinen Bedenken ein. Wird Linus je seinen Geburtstag erleben? Werde ich für ihn Luftballons kaufen können? Einen Kuchen backen? Wird er sich je freudestrahlend über seine Geschenke hermachen können? Wird sein Geburtstag ein Trauer- oder Glückstag? Wie soll ich feiern und zugleich an mein totes Kind denken? Geht so was überhaupt?

Ich versuche, die Gedanken zu verdrängen und mich nicht verrückt zu machen mit Dingen, die ich nicht beantworten kann. Außerdem geht es um meine Tochter. Es geht ausschließlich um sie, und sie freut sich so sehr auf ihre Feier. Auf der Wunschliste stehen ein Puppenhaus und eine Puppe, die ich in den zahllosen Nächten für sie als Überraschung genäht habe.

Ich kann nicht schlafen. Zu viele Dinge gehen mir durch den Kopf. Sind meine Entscheidungen bis jetzt die richtigen gewesen? Zumindest versuche ich, die Zeit optimal zu nutzen. Auch für Linus möchte ich ein kleines Kuscheltier nähen.

Ich schaue, was ich noch an Stoffresten in meiner Nähkiste habe. Ein weißes, altes Handtuch fällt mir in die Hände. An einer Ecke hat es einen Fleck, den ich nicht mehr rausbekomme.

Ich skizziere auf einem Blatt Beine, Bauch, Arme, lange Ohren und einen Kopf. Ein altes rotes Tuch würde einen schönen Kontrast zu dem weißen Handtuch bieten. Ein altes Kissen muss dran glauben, um die nötige Füllung zu spenden.

Ich nähe die ganze Nacht – nur mit der Hand. Eine Nähmaschine habe ich nicht. Brauche ich auch nicht...

Am nächsten Morgen bringe ich meine Tochter wie immer in den Kindergarten, damit sie unbeschwert mit ihren Freundinnen einen schönen Tag verbringen kann. Ihre beste Freundin steht schon sehnsüchtig an der Tür und wartet auf sie, so dass die Trennung heute ohne Tränen verläuft.

Stolz mache ich mich mit dem Stoffhasen in der Tasche auf den Weg zu Linus ins Krankenhaus. Ich kann es kaum erwarten, ihm den Hasen in den Inkubator zu setzen. Als ständigen Begleiter. So habe ich das Gefühl, ein Stück von mir sei immer bei ihm. Einen weiteren sehr schönen Nebeneffekt gibt es für mich: Der Inkubator wirkt ein wenig freundlicher. Wie ein Kinderzimmer, das man dekoriert.

Was ich zu dem Zeitpunkt noch nicht ahne, ist, dass dieser Hase – später einmal wurde er feierlich „Lottle" getauft – ein ständiger Begleiter bleiben sollte.

Zustand momentan gut, heißt es von der zuständigen Schwester, nachdem ich Lottle in Linus' Inkubator gesetzt habe. Ich will ja gar keinen sieben Meter langen Bericht. Aber das Gefühl, dass Linus in liebevollen, guten und bemühten Händen ist. Habe ich eine andere

Wahl? Nein, also bin ich dankbar für die Auskünfte und bete, dass er diese Station bald verlässt.

Widme dich den wichtigen Dingen! Den Dingen, die du beeinflussen kannst. Kindergeburtstag! Auf zum Einkaufen. Endlich mal ein fröhlicher Anlass und das Haus voller glücklicher Kinder. Glücklicher Stress und genug Arbeit, um sich abzulenken.

Ich brauche Luftschlangen. Ob bei Linus alles gut ist? Keine Milch mehr. Nehme ich die große Packung mit den mehrfarbigen Luftschlangen oder die mit den einfarbigen kleinen? Ob die Atmung stabil ist? Keine Milch mehr. Schokokuchen. Einen großen Kuchen mit bunten Konfettistreuseln. Ob ich in ein oder lieber in zwei Stunden nochmals anrufe, um zu fragen, wie es ihm geht?

Mittlerweile habe ich mich an diese starken Gedankensprünge gewöhnt und sie begleiten mich automatisch den ganzen Tag bei allem, was ich tue.

Am nächsten Tag frage ich mich unwillkürlich, was die Schwester heute zum Frühstück hatte. Sie ist super gut gelaunt. Meinem „Dickerchen" gehe es gut, flötet sie mir durch die Telefonleitung ins Ohr. Dickerchen? Er habe ordentlich zugelegt und die Werte seien prima. Munter und fidel würde er im Kasten herumpoltern.

Was immer man dieser Schwester gegeben hat, sie sollte es regelmäßig einnehmen.

Ob den Schwestern klar ist, wie viel Einfluss sie auf unseren Gemütszustand haben? Zwei Minuten am Telefon mit ihr, und mein Tag ist gerettet. Gut, sie hat den Bonus, dass die Nachrichten gut sind, aber alleine die Art und Weise der Übermittlung ist ausschlaggebend für meine kleinen Glückshüpfer.

Meinem Dickerchen geht es gut! Nun hat Linus schon seinen zweiten Spitznamen, nach gerade mal einem Monat. Meine Tochter hat nämlich beschlossen, ihn „Linu" zu nennen. Das kann sie leichter aussprechen als Linus. Alles, was positiv und normal wirkt, wird von mir aufgesogen und gerne angenommen. Es ist absurd, gibt mir aber das Gefühl eines Stücks Alltag.

Spitznamen gibt man keinem Kind, das eventuell morgen nicht mehr lebt und täglich ums Überleben kämpft. Kosenamen sind auf einer sehr persönlichen Beziehungsebene eine ganz besondere, direkte Form der Ansprache.

Vollkommen überraschend hat meine Periode eingesetzt. Vermisst habe ich sie in den letzten Monaten nicht wirklich und erfreut bin ich auch nicht gerade. Jetzt habe ich noch einen Stressfaktor mehr. Vielleicht sollte ich mich zu einer Reise auf den Mars melden. Bewerbungsplus: Ich bin auf alles vorbereitet und stressresistent.

Allerdings muss ich mir nicht nur den Mars, sondern auch das Krankenhaus abschminken: starke Blutung, Übelkeit, Durchfall. Es hat keinen Sinn, den Weg auf mich zu nehmen, weil ich bedingt durch die Blutung zu schwach bin. Es tut mir so leid, mein Dickerchen! Hoffentlich geht es mir morgen besser.

Mein schlechtes Gewissen frisst mich fast auf. Das führt dazu, dass die Schwestern einem Anti-Aggressionstraining unterzogen werden, da ich im 20-Minuten-Takt anrufe und sie mit den immergleichen Fragen bombardiere.

Virusalarm

Die nächsten zwei Wochen vergehen im Frühchen-Blues. Ich merke, dass ich körperlich und seelisch bereits weit über meine Grenzen hinausgegangen bin.

Vor allem in den letzten Tagen muss ich mich sehr zusammennehmen, um überhaupt geradeaus sehen zu können. Eine schwere Grippe hat mich erwischt. Ich habe hohes Fieber, Schnupfen, Ohren-, Hals- und Kopfschmerzen. Aber das Allerschlimmste ist, dass ich Linus deshalb nicht besuchen kann. Die Ansteckungsgefahr ist zu hoch.

Im Rückblick sind das aber auch Wochen, in denen Linus riesige Fortschritte macht: Er trinkt schon sehr gut, mittlerweile auch aus der Flasche. Es fällt ihm noch nicht leicht, gleichzeitig zu atmen und zu schlucken, aber das alles verbessert sich.

Linus ist schon fast wie ein richtiges Baby! Es gibt in dieser Zeit auch lange, ausgiebige Besuche seiner Schwester mit Kuscheln, Spielen und Geschichten erzählen. Hoffnung macht sich breit.

Linus darf viel Zeit auf meinem Arm verbringen. Dieser gehörte bislang ausschließlich meiner Tochter, und so kommt es zu ersten Eifersüchteleien: der erste Neid, der erste Streit, der erste Geschwisterfrust. Ich freue mich erst einmal darüber.

Wie schön wäre es gewesen, Unterstützung bei den Besuchen zu haben. Eine starke Schulter hätte vieles leichter gemacht.

Ich ertappe mich bei dem Gedanken, langsam an die Entlassung zu denken und Einkäufe angehen zu wollen. Aus Aberglauben, es könnte Unglück bringen, habe ich bis jetzt noch nichts besorgt. Bedingt durch die kurze Schwangerschaft war zudem nicht wirklich viel Zeit dafür.

Ist es zu früh, die Heimreise vorzubereiten? Macht das Sinn oder zieht es mich runter? Ja, nein, vielleicht … Schön, sich mal spontan entscheiden zu können: eventuell.

Als ich wieder einmal krank bin, bringt man mir Linus sogar ans Telefon. Laut Aussage der Krankenschwester lächelt er, als sie ihm sagt, wer dran ist. Ich glaube ihr kein Wort. Egal, der Placeboeffekt hat eine wunderbare Wirkung: Der Gedanke allein lässt mich lächeln und setzt Tausende Glücksgefühle frei, die ich zum Gesundwerden dringend benötige.

Endlich steht der Geburtstag meiner Tochter auf dem Programm. Egal, wie müde und unfit ich bin, heute wird groß gefeiert. Es ist ein besonderer Tag, und heute geht es ausschließlich um meine kleine Maus.

Weil ich vor Aufregung nicht schlafen kann, nutze ich die Zeit kreativ und backe Kuchen, verteile Konfetti in der ganzen Wohnung, baue den Geschenketisch auf und erwische mich bei einem Lächeln. Viele Kinder werden nachher durch unsere Wohnung düsen, diese hemmungslos verwüsten und laut sein, lachen …

Was für die meisten ein Alptraum ist, bedeutet für mich ein glückliches Zeichen von Leben und Energie. Wie sehr ich mich darauf freue! Mich mit meiner Tochter freue. Wen interessieren die Augenränder – dazu wurde Make-up doch erfunden.

Es kann losgehen! Glücksgefühle pur, die ich auffangen möchte, denn ich habe den leisen Verdacht, dass ich noch viele von ihnen gebrauchen werde können. Ich benötige einen ganzen Glücksgefühlsvorrat.

Leider behalte ich recht: Auf der Station breitet sich ein Virus aus. Ein größeres Kind in Linus Zimmer steckt sich an und muss auf eine andere Station verlegt werden. Auch Linus leidet: Seine Atmung ist eine Katastrophe. Ständig setzt sie aus. Es gibt immer wieder Alarm, und ich sehe mit Sorge auf den Monitor, auf dem die Werte im Rekordtempo fallen. Die Blutwerte passen sich dem an.

Am nächsten Morgen komme ich schon mit einer schlechten Vorahnung auf die Station, als man mir sagt, dass Linus bereits notfallsmäßig verlegt worden sei. Die unschuldige Frage der Schwester lautet: „Hat man Sie nicht angerufen und informiert?" Nein, ich dachte nämlich, es sei dramatischer, wenn ich hier unschuldig ankomme und dann meine verschiedenen Gesichter zwischen „den Tränen nahe" und „verzweifelt zusammenbrechen" ausprobiere.

Spotlight! Das volle Programm. Sehnsucht und Hoffnung, Linus bald mit nach Hause nehmen zu dürfen, rutschen in unendliche Ferne. Linus liegt mit einem seiner Zimmergenossen separat. An der Scheibe hängt ein dickes Schild: Mundschutz! Ansteckungsgefahr!

Ich habe Angst. Angst vor dem, was mich erwartet, einfach pure Angst. Ich habe einen Tunnelblick. Sehe meinen Sohn, die Schläuche, blende den Rest aus. Linus' Anblick ist unbeschreiblich: Viele Schläuche, eine ganze Wand voller Maschinen, Geräusche von allen Seiten, verschiedene Monitore – über ihm, neben ihm ...

Unter einem Leinentuch mit Infusionsnadeln im geschwollenen Kopf liegt Linus. Wie ein Häuflein Elend. Er reagiert nicht, und ich darf ihn weder berühren noch den Kasten öffnen. Wie soll man da aktiv helfen beim Genesungsprozess?

Die Diagnose lautet, der der Gesamtzustand sei schlecht und man könne nur warten und beten. Man wolle mir nichts verheimlichen, seine Chancen seien insgesamt schlecht. Will ich das wirklich hören? Ja, ich will offen und ehrlich informiert werden. Nein, natürlich will ich es nett verpackt haben. Ich will Zuversicht haben können. Wie soll das gehen, wenn sie mir nicht signalisiert wird? Die anderen Kinder auf der Station sehen nicht anders aus, überall hört man den Alarm. Das Personal rennt und versucht alles Erdenkliche, um die Kinder zu reanimieren. Sie am Leben zu erhalten.

Das Schlimmste ist, bloß dabeizustehen und so unbeschreiblich hilflos zu sein. Was kann ich schon beitragen? Ich fühle mich so klein und nutzlos. Zugleich erdrückt von all dem Leid, der Verantwortungs- und Hoffnungslosigkeit. Und von dem Druck, da sein zu wollen und zu müssen. Verzweifelt nach jedem Grashalm zu greifen. Positiv zu denken, wo nichts Positives in Sicht ist. Halt zu geben, ohne selbst welchen unter den Füßen zu spüren.

Da ich selbst nicht ganz fit bin, erhalte ich eine Besuchersperre. Ich leide. Mit jedem Schritt, der mich von der Station entfernt. Ich komme mir vor wie ein Zombie. Langsam, schlurfend, als hätte man mich verprügelt, mache ich mich auf den Weg. Es ist ein Seelenschmerz, der mich langsam ergreift und völlig einnimmt. Zerreißt. Wie Gift, das sich langsam im Körper ausbreitet.

Ich bin unfähig zu laufen, zu denken, zu handeln. Wie ich nach Hause komme, weiß ich nicht mehr. Schon unheimlich. Es sollte so etwas wie eine Rund-um-die-Uhr-Begleitung für Eltern frühgeborener Kinder geben. Ein Elternzimmer, in dem sie erstmal zur Ruhe kommen können, jemanden zum Reden haben. Nach einer normalen Schwangerschaft und Geburt gibt es doch auch die Möglichkeit des Rooming-in.

Ich habe nichts gegen mein Tagebuch, aber es ist nicht alles. Oft fehlt mir die Möglichkeit der Übernachtung. Aber so weit ist die Entwicklung auf den Neonatologiestationen noch nicht. Mir erscheint alles so sinnlos und unnütz. Wer kommt schon zu Besuch? Keiner. Wen kümmert es, wie es Linus geht? Wie es uns geht? Keinen.

Der fällige Abwasch ist ein schönes Beispiel für aktuelle Gemütszustände. Er hat keine Priorität mehr. Er hat zu warten und wird auf die lange Bank geschoben. So wie eigentlich gerade alles. Einweichen, damit man andere anstehende Dinge im Auge behält, ohne ein schlechtes Gewissen haben zu müssen. Genauso wie meine Gefühle. Die werden auch erstmal auf die lange Bank geschoben. Kinder gehen vor. Der Abwasch mit einem Hauch von Philosophie.

Ein dunkler Schatten

Eine weitere Krankenhauswoche beginnt. Linus' Zustand erscheint nicht viel besser. Er wird künstlich beatmet und ist ganz grau. Er muss eine Bluttransfusion bekommen, weil sein Körper so erschöpft ist, dass er derzeit kein eigenes Blut mehr produzieren kann.

Wie soll das gehen, bei so einen kleinen Würmchen? Der Spender darf nicht aus der Familie sein. Sechs Schwestern und ein Arzt stehen mit besorgten Mienen um Linus' Kasten und bearbeiten ihn. Er weint bitterlich und versucht, sich mit Händen und Füßen zu wehren.

„Mein kleiner Kämpfer!", geht mir durch den Kopf. Meine Füße sind wie aus Blei.

Plötzlich wird mir ruckartig schlecht und bin gezwungen, die Station zu verlassen. Unter Tränen stürme ich regelrecht hinaus. Raus! Ich muss hier raus! Sofort!

Am Schokoladenautomat treffe ich andere Eltern, die genauso fertig und aufgelöst sind. Wir schauen uns nur an. Keiner sagt etwas. Braucht auch niemand. Man versteht sich per Augenkontakt.

So, nun aber mal Hand aufs Herz: Was war das gerade? Angst? Panik? Zuviel? Das kann doch nicht sein! Linus leidet Höllenqualen, und ich renne weg. Ich bin nur eine Mama, und Mamas haben Gefühle. Ich habe nicht das Recht, mich einfach aus der Affäre zu ziehen, hat er doch auch nicht. Ich muss mich neu sortieren, und dann los. Was würde ich nur ohne Selbstmotivation machen?

Nach einer Weile – zwei Colas und sechs Schokoladenriegeln schwerer – schöpfe ich neuen Mut und begebe mich auf die Station. Mit einem Zuckerschock kann ich mich bald selbst einweisen. Es ist unfassbar, was ich an Zuckermengen vertilge. Zur Beruhigung? Energiebedarf decken? Beides. Wie bei traditionellem Suchtverhalten fühle ich mich zumindest vorübergehend besser.

Gleich neben dem Stationseingang hat man einen besonderen Notfall neben der Eingangstür untergebracht: ein kleines Kind von etwa einem Jahr. Es hat mit seinen Eltern einen Autounfall gehabt. Während die Eltern nur leichte Blessuren haben, erlitt das Kind schwere Blutungen in den Lungen und der Leber. Die Blutungen konnten in einer Not-Operation gestoppt werden, das Kind aber ist bisher nicht wieder erwacht und liegt nun zur Stabilisierung auf der Station.

Für die anderen Eltern ist es ein merkwürdiger Anblick. Für die meisten von uns gibt es nur ein Ziel: Wachsen! Unsere Kinder sollen groß werden. Dann würde alles gut werden, stellen wir uns vor. Unser Weltbild wird durch den Autounfall auf den Kopf gestellt. Dieses Kind ist groß. Plötzlich reicht das nicht mehr. Einen Monat lang verbringen die Eltern am Bett ihres Kindes. Probieren alles. Hoffen.

Als ich die Station betrete, überbringt eine Ärztin den Eltern gerade die Nachricht, dass sie die Maschinen abstellen würden. Es sei an der Zeit, sich zu verabschieden.

Wie soll man sich denn von seinem Kind verabschieden? Das geht doch gar nicht! Normalerweise wird das mit den Eltern in Ruhe besprochen, doch diese weigern sich, auch nur für eine Sekunde das Bett ihres Kindes zu verlassen. Sie sind Tag und Nacht bei ihrem kleinen Kind.

Der Tod ist in diesen Räumen immer mit dabei, wie ein dunkler Schatten. Ich stehe in der Tür, unfähig, mich zu bewegen oder zu atmen. Ich nehme alles nur noch in Zeitlupe wahr. Dafür doppelt intensiv. Mein Herz bleibt gefühlt einfach stehen, die Atmung ebenfalls.

Die Mutter geht gekrümmt zu ihrem Kind, nimmt es in den Arm und beginnt, Einschlaflieder zu singen. Der Vater hingegen schreit immer wieder: „Nein!" Er greift das Personal an und wirft mit allem, was er auf der Station in die Hände bekommt, bis er vom Sicherheitsdienst festgehalten wird und unter Tränen zusammenbricht.

Keiner sagt etwas. Was soll man auch sagen? Die Unordnung wird wortlos beseitigt. Der Raum wird hinter den Eltern geschlossen, und sie sind alleine mit ihrer Wut, Trauer und Verzweiflung. Beistand haben sie beide abgelehnt.

Unter Tränen versuche ich, Linus eine gute Nacht zu wünschen, aber ich bekomme keinen Ton heraus. Innerlich brause ich vor Verzweiflung: „Wehe dir! Tu mir das nicht an! Ich werde mich nicht verabschieden, denn du bleibst!"

Ich drehe mich in Richtung Ausgang und laufe wortwörtlich gegen eine Wand. Mein Körper ist einfach losgelaufen, als sei er getrennt vom Kopf. Ich spüre nicht mal einen Schmerz. Zwei Schwestern kümmern sich rührend um mich. In dem Ganzen hat man mich zuvor gar nicht wahrgenommen. Kein Wunder.

Ich bekomme Medikamente zur Beruhigung. Normalerweise nehme ich nie Medikamente, aber ich lasse alles über mich ergehen. Nur los, macht mit mir, was ihr wollt.

Fühlt sich Linus auch so? Willenlos, aus der Notsituation heraus? Er hat nicht wirklich eine Wahl. Meine Mum wird benachrichtigt und holt mich mit einem Hundeblick ab. Sie weiß nicht alles – zum Glück –, leidet aber, denn sie sieht, wie es ihrem Kind geht. Unglaublich schlecht. Sie ist ein stiller Leider. Wenn die Tür hinter ihr zufällt, fallen die Hüllen der Gefühle.

Ist das alles richtig, was wir Linus zumuten? Wozu die Quälerei? Was, wenn auch er stirbt?

Immer wieder habe ich das Bild vor Augen: die Mutter mit dem sterbenden Kind auf dem Arm, die Einschlaflieder singt. So schmerzhaft die Situation ist, eine wichtige Erkenntnis bleibt. Die Größe des Kindes ist nicht entscheidend. Das Gewicht, wie bis jetzt angenommen, auch nicht.

Der Wille kann Berge versetzen. Alles andere sind gute Grundlagen, Indizien, die aber auch irreführend sein können. Denn selbst Kleine, Schwache können sich durchbeißen, und Große den Kampf trotzdem verlieren. Was nun? Woran orientiere ich mich? Wo nehme ich meine Hoffnung her? Ich resümiere: Was habe ich zur Verfügung? Liebe. Davon aber jede Menge. Nur das. Also volle Konzentration darauf und den Rest ausblenden.

Linus' Antibiotika schlagen nicht an. Welch ein Horror. Ein neues, noch nicht zugelassenes Medikament wird mir angeboten, die möglichen Nebenwirkungen sind nicht wirklich bekannt. Man legt mir aber nahe, Linus hätte keine andere Chance zu überleben.

Super! Die Angstmachnummer zieht immer wieder. Linus' Zustand verschlechtert sich zunehmend. Ich erwische mich bei dem Gedanken, dass Linus ein Versuchskaninchen ist. Pfui! Es bleibt der Gedanke: Wo hört man auf? Wann zieht man einen Schlussstrich?

Bei einem Tier hätte man schon gesagt, eine Weiterbehandlung sei unpassend. Was passiert hier? Nutzt man die Kinder für tolle Ergebnisse aus? Bin ich als Mama nicht verpflichtet, für mein und mit meinem Kind zu kämpfen, aber realistisch zu bleiben? Keiner kann mir sagen, welche Nebenwirkungen – und schlimmer noch, welche Folgeschäden es gibt. Warum spielen wir Gott?

Dann sehe ich meinen Sohn, der da liegt, an Schläuchen – verdammt. Gib nicht auf! Ich unterschreibe. Vielleicht ist es auch mein deprimierender Zustand, der mich so empfindlich macht. Ich habe seit zwei Tagen nichts gegessen außer Beruhigungsmitteln und leide unter Schlafentzug. Alles, was ich jetzt tun kann, ist warten.

Der folgende Tag beginnt nicht viel besser. Schwermut macht sich breit. Am Nachmittag bekomme ich einen Anruf aus dem Krankenhaus. Ich solle mich sofort auf den Weg machen. Die Atmung habe stark nachgelassen. Die Blutwerte seien extrem schlecht.

Irgendwie wiederhole ich mich nur: schlecht, schlechter, extrem schlecht. Es gibt Schmerzskalen, mit denen Ergotherapeuten gerne arbeiten. Auf einer Skala finden sich 10 Gesichter, je mehr ins Schmerzhafte verzogen, desto weiter oben.

Ich bräuchte eine weitaus längere Skala. Die Virusinfektion hat bei Linus eine Lungenentzündung hervorgerufen. Das hatten wir noch nicht. Mal was Neues zur Abwechslung. Der eine Lungenflügel funktioniert nur noch bedingt, und die Medikamentenmenge muss deshalb um ein Vielfaches erhöht werden.

Linus' Brust fällt immer ruckartig in sich zusammen. Seine Haut hat viele Risse, die aufgeplatzt und blutig verschmiert sind. Die Augen sehen aus wie von einer Bremse zerstochen. Man kann nur noch erahnen, wo sie sich befinden.

Er ist schwach und versucht zu lächeln, was ihm nicht wirklich gelingt. Auf mich wirkt es trotzdem wie ein Gruß: Hey, Mama! Sieht schlecht aus, aber wir schaffen das. Lächle du doch auch mal, Mama! Mir bleibt nur zu hoffen, dass Linus' Zustand sich nicht noch weiter verschlechtert. Geht das überhaupt? Den Arzt kann ich leider nicht sprechen, er ist ununterbrochen im Einsatz. Die Kinder gehen vor. Das sehe ich selbst genauso.

In der Nacht erreicht mich der Anruf, vor dem ich stets solch große Angst hatte: Der Zustand von Linus sei so schlecht, dass man mit dem Gedanken spiele, die Maschinen abzuschalten.

Nein! Nicht! Nachdem er doch schon so lange so hart gekämpft hat. Ich möchte ihn nicht verlieren! Ich solle morgen zur Visite kommen und man würde das weitere Vorgehen mit mir besprechen – was aber nie ausführlich passiert. Nur zwischen Tür und Angel werde ich informiert. Erneuter Tunnelblick. Nein! Nein! Nein! Wie soll ich denn so eine Entscheidung treffen? Ich kann doch nicht mein Kind töten und tatenlos zusehen. Oh, Gott!

Wie die restliche Nacht verläuft, brauche ich nicht zu beschreiben. Heulen, Fluchen, verzweifeltes Umherrennen in der Wohnung – ich kann keinen klaren Gedanken fassen. Wie soll man denn so eine Entscheidung treffen und im Anschluss damit klarkommen?

Ist Linus jetzt an dem Punkt, an dem ich nicht egoistisch sein, sondern an ihn denken sollte? Er ist der, der leidet. Macht das Kämpfen noch Sinn – oder ist es nur ein längerer Leidensweg und alles ist längst sinnlos? Verdammt!

Meine Gefühle fahren Achterbahn. Frust. Traurigkeit. Wut. Angst. Ich hätte zuvor nicht gedacht, dass meine ohnehin schon angespannte Stimmung noch angespannter sein könnte. Denn offiziell hat Linus jede Sekunde um sein Leben gekämpft. Aber der Kampf wird irgendwie zum Alltag. Auch wenn das merkwürdig klingt. Bedingt dadurch, dass er schon so lange kämpft.

Ich zittere innerlich jede Sekunde – und das seit Linus' Geburt. Doch nun soll das alles einfach so mit einem Knopfdruck vorbei sein? Die Angst vor dem Verlust von Linus ist noch ein Stück näher, als sie es zuvor immer war.

Ich wünsche mir einen Ausknopf für meine Gedanken. Sehne mich danach, meine Gedanken mal für zehn Minuten abstellen können, mich innerlich sammeln können. Ruhe im Kopf zu haben.

Doch dies ist unter den gegebenen Umständen ein Ding der Unmöglichkeit. Ich bin frustriert, alles alleine durchstehen zu müssen. Fühle mich unverstanden vom sozialen Umfeld und habe innerlich mit der Partnerschaft endgültig abgeschlossen.

Denn genau jetzt zeigt sich in meinen Augen, ob eine Partnerschaft überhaupt Sinn macht. In Extremsituationen brauche ich einen Partner und Menschen um mich, auf die ich mich zu 100 Prozent verlassen kann. Ich will mich jetzt nicht auch noch rechtfertigen müssen. Denn dadurch habe ich das Gefühl, doppelt kämpfen zu müssen: einerseits für Linus, und andererseits zum Wohle und Schutz der Familie.

Sie haben Linus festgebunden. Er sieht aus wie auf der Streckbank. Mit Verbänden kreativ zusammengefügt. Arme und Beine sind in alle vier Richtungen gespannt. Linus hat so viel Energie, dass er den Ärzten das Leben schwer macht.

Doch ich kann es kaum glauben, endlich ein Hoffnungsschimmer! Es fällt ihm zwar schwer, die Augen zu öffnen, weil sie noch so stark geschwollen sind, aber als er meine Stimme hört, gibt er sich Mühe und schafft es für einen kurzen Augenblick.

Allerdings beginnt er bei jeder Berührung vor Schmerzen zu weinen. Ich benötige viel Zeit und Zuspruch, um ihn ein wenig zu beruhigen. Er ist völlig aufgebracht. Überall sind Blutspritzer im Kasten, die ich ignoriere. Zumindest versuche ich es. Wie sehr wünsche ich mir, ihn fest an mich zu drücken und zu trösten. Was soll ich nur tun? Wie weiß ich, was richtig oder falsch ist? Es ist so schwer.

In der Schwangerschaft mit Linus hatte ich eine Dokumentation gesehen, in der eine Mutter von den Ängsten und Unsicherheiten nach einer Frühgeburt berichtet hat. Ich habe zu diesem Zeitpunkt nicht einmal ansatzweise erahnen können, was man wirklich durchmacht.

Maschinen aus – das wäre nicht rückgängig zu machen. Maschinen an, und es bleiben schwere Behinderungen zurück? Diese Gedankengänge machen das Ganze nicht leichter. Zu viel an Unsicherheit. Keine Garantie. Eine Garantie, die ich so dringend bräuchte, oder zumindest einen Hoffnungsschimmer. Münze werfen? So skurril scheint es. Ich entscheide über das Leben meines Sohnes. Eine schwerere Entscheidung kann man nicht treffen. Was würde er sagen, wenn er es könnte?

Früher war ich immer strikt gegen künstliche Lebensverlängerung. Damals. Das wirkt wie aus einem anderen Leben. Da war ich auch noch nicht zweifache Mutter, sondern eine Abiturschülerin mit Wissen und Fakten aus Büchern. Mein Kind ist aber kein Buch. Es ist das wahre Leben, und genau über dieses soll ich nun entscheiden.

Der Abstand durch den Kasten schmerzt so sehr. Dieser blöde Kasten. Ich fange an, ihn zu hassen. Er ist als eine Schutzhülle gedacht, die meinen Bauch ersetzen soll. Jetzt erinnert er mich an eine unüberwindbare Mauer. Nein, ich habe ihn vom ersten Tag an gehasst. Weil er die Mauer zwischen mir und Linus bildet. Bin ich neidisch, weil er meinen Bauch ersetzt?

Ich nehme mir eine Auszeit und fahre nach unten zum Schokoladenautomaten. Meine Gedanken machen sich selbstständig. Lange sehe ich aus den großen Fenstern auf die Rampe.

Vor gar nicht langer Zeit bin ich genau dort eingeliefert worden. Was ist nicht alles seit diesem Tag geschehen. Der Kampf um das Überleben hat mit dem Übertreten der Schwelle begonnen und dauert bis jetzt an. Er hat sich gewehrt! So sehr, dass sie ihn festbinden mussten! Die Maschinen ausstellen, bei diesem Lebenswillen? Nein. Ich habe meine Entscheidung getroffen, besser gesagt ist es wohl gar nicht meine Entscheidung, sondern seine. Wenn ich gesehen hätte, dass er nicht mehr will und kann, dann hätte ich akzeptiert. So schwer es mir gefallen wäre. Aber er kämpft – das werde ich ihm nicht nehmen.

Meine Gedanken werden von einem Krankenwagen zerrissen, der mit Blaulicht vorfährt. Eine Schwangere wird unter starken Schmerzen in den Kreißsaal gebracht: Viel Glück und Kraft, rufe ich ihr in Gedanken hinterher. Ich zerknülle meinen Becher und werfe ihn mit Schwung in den Mülleimer. Treffer!

Entschlossen laufe ich nach oben und sage dem Arzt, dass ich nicht bereit bin, die Maschinen abschalten zu lassen. Weitermachen. Leben ist nicht nur eine Kette von medizinischen Rohdaten. Zumindest nicht für mich. Wo ich meine Intuition herhabe und ob diese immer richtig ist – das weiß ich natürlich nicht. Es gibt manchmal Sachen, die lassen sich nicht wissenschaftlich erklären, was nicht heißt, dass sie falsch sind. Mit diesem Standpunkt gehe ich auf den Arzt zu.

Ich hab dich lieb, das ist mein letzter Gedanke, als ich mich auf den Weg in die dunkle Nacht mache. Zu Hause werde ich schon sehnsüchtig von meiner Tochter erwartet, die für mich gemalt hat. Lauter Bilder, auf denen wir drei drauf sind. Einmal möchte ich wieder Kind sein und die Welt so einfach betrachten können.

Die Nacht verläuft nicht weiter beunruhigend. Mal ein Grund zur Freude. Mein Bauchgefühl sagt mir, dass ich mich freuen darf. Ich lasse mich überraschen. Aufgeregt erwarte ich die Visite. Ich erhalte nur gute Nachrichten: Der Sauerstoff wurde gedrosselt. Der Tubus wurde entfernt, Linus wirkt munter. Er hat großen Hunger, Lebenshunger! Ich kann mein Glück kaum fassen. Sein Glück. Mein braver Sohn hört auf das, was seine Mama sagt. Weiter so. Der Arzt sagt mir, dass er morgen sogar verlegt werden könne.

Ich will die ganze Welt umarmen! Tränen der Erleichterung rinnen ununterbrochen. War das das Kind, bei dem der Arzt vor wenigen Stunden noch überlegt hat, die Maschinen eventuell abzustellen?! Verrückt, aber genau das erlebe ich öfter auf der Station. In diesem Moment geht es einem Kind noch unglaublich schlecht, im nächsten aber gut. Es ist das, worauf ich insgeheim so gehofft habe.

Freunde und Familie, selbst meine Hebamme habe ich schon lange nicht mehr gesprochen. Also mache ich einen kleinen Rundruf als Lebenszeichen von uns. Es tut gut, von den anderen zu hören.

Meine Hebamme gibt mir neue Kraft und neuen Mut, indem sie sehr einfühlsame Worte findet. Ob sie weiß, was für eine wichtige Rolle sie für mich spielt? Wie viel ihre Worte mir bedeuten? Sie sind unbezahlbar. Vor allem, weil sie von Herzen kommen.

Erleichtert und ein wenig glücklicher schlafe ich endlich wieder einmal tief und fest.

Das goldene Tor

Am nächsten Tag wird Linus wieder auf die Überwachungsstation zurückverlegt. Mir fällt ein Stein vom Herzen, aber beim Gedanken an seinen geschwächten Zustand ist mir ein wenig mulmig.

Auf der Station ist es auffallend ruhig. Viele Räume stehen leer. Linus bekommt das Zimmer direkt vor dem Schwesternzimmer. Diesmal ist er in dem riesigen Raum alleine. Sein Brutkasten wirkt einsam und ein wenig gespenstisch. Linus' Werte sind verhältnismäßig gut. Er ist völlig erschöpft und schläft tief und fest. Im Schlaf umklammert er meine Hand und lächelt immer wieder.

Sein nackter kleiner Oberkörper fällt bei der Atmung immer wieder in sich zusammen. Er muss stark schnaufen, um Luft zu holen. Ich bin unbeschreiblich dankbar dafür, dass er das Schlimmste augenscheinlich hinter sich hat, aber mein Mitgefühl mit den anderen lässt mich das nicht genießen.

Es klopft leise an der Tür, und eine kleine Gruppe von Schwestern steht mit hängenden Köpfen im Türrahmen. Sie wollen mir sagen, wie froh sie sind, dass wir wieder da sind, und dass sie sich große Sorgen gemacht haben. Ich weiß, sie haben alle ein großes Herz und würden alles in ihrer Macht Stehende tun, um jedem einzelnen Kind eine bessere Überlebenschance zu bieten. Dafür bin ich sehr dankbar. Mehr als dankbar. Sie versprechen, sich besonders um Linus zu bemühen und ihm viel Ruhe zu gönnen.

Bis spät in die Nacht sitze ich an seinem Kasten – händchenhaltend. Keiner ist neben mir und teilt dieses Empfinden mit mir.

Einsamkeit pur.

Nach einigen Stunden kann ich fast nicht mehr aufstehen, so steif bin ich. Ich verabschiede mich von Linus und trete nach draußen. Dort ist es ruhig geworden, der Schnee fällt und ich grause mich vor der dunklen und kalten Heimfahrt. Ich spüre den ganzen Weg Linus' fest umklammernde Hand an meiner. Ein beruhigendes Gefühl. Schnulzig, aber wunderschön.

Die nächsten Wochen werden leichter. Bedingt durch die Routine und den Hoffnungsschimmer. Jeden Tag verbringen Linus und ich mit Händchenhalten – stundenlang. Die Atmung bleibt erst ruckartig, aber es gibt immer weniger Atemaussetzer.

Linus wird kräftiger. Das nehmen alle mit großer Freude wahr. Die Tage bestehen aus Kuscheln beim Känguruhen. Diese Nähe hatte ich schmerzlich vermisst.

Dann darf er wieder baden. Es ist ein Riesenspaß für mich. Er hingegen mag es gar nicht und wehrt sich. Alltagsgefühle stellen sich ein.

Nach einer Visite fragt mich ein Stationsarzt, ob wir denn zu Hause schon alles vorbereitet hätten. Die goldene Frage, auf die ich so lange gewartet habe! Meint er das wirklich ernst? Damit macht man doch sicher keine Witze, oder?

Er lächelt mich breit über das ganze Gesicht an. Er meint das ernst! Natürlich sind wir startklar. Total gelogen. Ich habe nämlich fast nichts eingekauft oder vorbereitet. Wann auch? Und wozu, wenn einem gerade noch nahe gelegt wurde, die Maschinen abzustellen?

Egal was war, wir wollen weg hier. Denn Rest erledige ich mit links. Bedingung ist, dass er eine Woche ohne Atemaussetzer schafft. Linus, gib alles! Ich möchte ihn einfach einpacken und mitnehmen. Wobei auch mein Mutterschutz bald endet und das zu einem Zeitpunkt, an dem mein Sohn noch nicht einmal geboren worden wäre. Deutschland ist zwar großzügig in der Gesetzgebung, aber reichen tut das nicht. Man muss sich das vorstellen: Wir hatten noch nicht eine gemeinsame Nacht zu Hause.

Ich beginne, mir um vieles Sorgen zu machen: Wird zu Hause alles klappen? Was tue ich, wenn Linus einen Rückfall hat? Werde ich bemerken, wenn er aufhört zu atmen?

Ich bin nicht nur unsicher, sondern ich habe Panik. Es ist der perfekte Zeitpunkt, um meine Hebamme anzurufen und ein Krisengespräch zu führen.

Die Frühchengruppe suche ich auch auf. Man legt mir dort ans Herz, Linus schnellstmöglich mitzunehmen, da im März, pünktlich zum Frühlingsbeginn, vermehrt Infektionen im Krankenhaus auftreten. Zu Hause sei er einfach sicherer und ich solle mir keine Gedanken machen.

Die haben gut reden. Wenn ich alleine an die Krankheitsübersicht in der Kita meiner Tochter denke … Natürlich freue ich mich auf zu Hause, aber der romantische Schleier hat sich gelichtet.

Als mich am nächsten Tag ein Anruf aus dem Krankenhaus erreicht, hoffe ich schon, es gehe um die bevorstehende Entlassung. Das stimmt allerdings nicht: Man will mit mir besprechen, ob der Bauchnabel- und Leistenbruch vor der Entlassung operativ behandelt werden soll.

Ich bin geschockt. Zwar bin ich kein studierter Arzt, aber das ist doch sicher viel zu viel für Linus. Nicht nur, dass er körperlich noch extrem geschwächt ist. Ich bin sicher, dass er die OP nicht überstehen würde. Ich bin nicht bereit, kurz vor dem Ziel so ein Risiko einzugehen.

Völlig entrüstet frage ich den Arzt bei der Visite vor dem ganzen Team, ob er noch alle Tassen im Schrank hat. Sein Blick sagte alles: Dumme, unerfahrene Mutter. Meine Frage kann er natürlich nicht auf sich sitzen lassen und beginnt, mir lautstark eine Predigt zu halten, wie verantwortungslos ich mich verhalten würde. Wenigstens da sind wir uns einig: Genauso denke ich über ihn.

Ich will den Anästhesisten noch einmal sprechen. Ich frage ihn, ob er mir garantiert, dass er mit der schlechten Atmung überhaupt umgehen kann. Ich höre nur ein kleines Brummen. Ich stelle mich vor ihm auf und bitte ihn, mir in die Augen zu sehen. Doch er senkt den Kopf, packt seinen Fragebogen ein und geht. Wollt ihr mich verarschen? Das darf doch wohl nicht wahr sein!

Auf dem Weg nach Hause lese ich durch Zufall ein Plakat. Ein Professor hält für alle Interessierten an der Thematik des Leisten- und Bauchnabelbruchs einen Vortrag. Er ist ein Spezialist auf diesem Gebiet. Schicksal? Ich lese diese Plakate sehr selten.

Unterwegs besorge ich mir gleich eine Karte. Der Vortrag bestätigt mein Gefühl vollständig. Mit einer Operation kann ich warten, wenn ich die Warnhinweise beachte. Ich will nur Zeit gewinnen. Das ist mehr als ausreichend. Nach dem Vortrag muss der Arzt gleich weiter. Ich flehe um ein Gespräch. Er nimmt sich Zeit – und rät mir von der OP ab. Im Notfall könne man immer noch operieren.

Noch am selben Abend rufe ich auf der Station an und sage die bevorstehende Operation für den nächsten Morgen ab.

Am nächsten Morgen bin ich wieder bei Linus. Eine Schwester warnt mich vor, dass heute der Chefarzt kommt. Sie verschwindet. Der Chefarzt meint, dass es keinen Grund gäbe, Linus noch länger auf der Station zu lassen, seine Werte seien soweit gut und daher könne ich ihn gleich morgen mitnehmen. Dann verlässt er den Raum.

Nach Hause? Wirklich gehen? Ich lege Linus, der mittlerweile keinen Kasten mehr braucht, vorsichtig in sein Wärmebett und renne dem Arzt nach. Er dreht sich breit lächelnd um. Der sollte bei unserer Theater AG mitmachen! Ich knutsche und umarme ihn vor Freude. Er lacht herzhaft und meint, dass er Linus dann aber auch nicht mehr sehen will.

Dann lässt er mich baff stehen. Ich bekomme kein Wort heraus. Auweia! Ich muss noch einkaufen: Bett, Flaschen, Windeln, Kleidung ... Hals über Kopf laufe ich los.

Am nächsten Tag holt mich meine Nachbarin mit dem Auto ab. Alles ist vorbereitet. Ich habe seit der Mitteilung keine Minute mehr stillgestanden. Wie es wohl wird nach der Entlassung? Meinen Sohn im Arm halten zu dürfen, wann immer ich will. Keine nächtlichen Anrufe mehr, ich kann selber nach ihm schauen. Glücksgefühle durchströmen mich nicht nur, sondern bombardieren mich.

Als ich auf die Station komme, ist die Abschlussuntersuchung schon beendet. Dann kommt der große Moment, auf den wir so gewartet haben: Wir gehen! Das goldene Tor liegt vor uns.

Wir machen eine Runde zu jeder Station, sagen nochmal danke und verabschieden uns. Es ist noch schöner als erträumt. Unbeschreiblich glücklich sind wir, diesen Schritt nach der harten Reise machen zu dürfen. Ich habe Respekt und ein wenig Panik vor der Zukunft.

Zum Abschied streichelt der Arzt Linus vorsichtig über den Kopf und flüstert ihm etwas ins Ohr. Er packt mich, knuddelt mich und wünscht uns noch alles Gute. Als er am Gehen ist, dreht er sich mit erhobenem Zeigefinger um und sagt abermals, dass er uns nicht mehr hier sehen wolle – außer zu Besuch.

Ich bin gerührt. Ich kenne die meisten Personen vom Personal mit Vornamen, sie sind mit uns durch dick und dünn gegangen. Sie werden mir fehlen. Auch wenn im Rückblick gerade Negatives hängengeblieben ist, so überwiegen doch die fürsorglichen, hilfreichen und ermutigenden Situationen.

Und dann sind wir zu Hause. Endlich zu Hause. Ich kann es noch gar nicht fassen. Dafür gibt es keine Worte.

Die große Schwester läuft freudig im Pferdchenschritt voraus und zeigt Linus aufgeregt die Wohnung, damit er weiß, wo alles ist.

Sie fragt: „Mama, bleibt er jetzt für immer?"

Und ich sage: „Ja, das tut er!"

Fünf Jahre später

Zu Linus' fünftem Geburtstag hatte ich mir vorgenommen, die Station nochmals zu besuchen, um ihm zu zeigen, wo er die erste Zeit seines Lebens verbracht hat. Ich dachte, dann sei er alt genug, um zu verstehen.

Kurz vor jenem Geburtstag gab es eine Diskussion: Warum die Schwester im Geburtshaus geboren wurde und er nicht. In diesem Zusammenhang machte Linus eine überraschende Erklärung:

„Ich weiß das noch!"

Na, klar! Was er denn wisse?

„Ich musste immer in so einem komischen Kasten liegen."

Okay, das haben wir kürzlich im Fernsehen gesehen.

„Es war immer schrecklich laut. Es hat immer geklingelt."

Das kam wiederum in der Reportage nicht vor. Woher hat er das? Das kann er unmöglich wissen.

„Sie haben mich immer gepiekt und ich wollte das nicht, weil das wehgetan hat. Aber weißt du, was das Schlimmste war, Mama?"

Mit leichtem Schwindelgefühl und der Ohnmacht nahe verneine ich.

„Dass ich dich immer so vermisst habe!"

Umfallen – jetzt wäre der perfekte Zeitpunkt.

„Aber weißt du was? Ich war immer so glücklich, wenn du da warst. Ich wollte nie, dass du gehst. Da war ich dann traurig! – Mami, warum weinst du?"

Die Wiedersehensfreude an jenem 26. Dezember, an dem Linus stolze fünf Jahre alt ist, ist riesig auf der Station, die Schwestern erkennen uns alle auf Anhieb. Gut, mehr mich als ihn.

Linus wird herumgeführt und ist sehr berührt von dem, was er auf der Station mitbekommt. Plötzlich reißt er sich los und läuft zu einem kleinen separaten Raum.

„Da war ich auch drin!"

Dieses Kind ist ein Wunder, durch und durch. Sollte mich das noch überraschen?

Als wir draußen im Flur stehen, sehe ich ein älteres Ehepaar, das sich die Bilder von der Station ansieht. Wir stellen uns dazu und kommen ins Gespräch. Ich zeige auf ein Bild mit goldenem Rahmen. Darin ist ein Foto von Linus. Er lacht. Ich hatte das Bild wie geplant nach unserer Entlassung auf der Station abgegeben, damit es auch an der Fotowand hängen kann – gleich neben dem Foto jenes Mädchens, das mich durch seine Geschichte so oft motiviert hatte.

Sie fragen mich, wie es sein könne, dass ich mich noch an alles so gut erinnern könne. Ob ich denn schon einmal daran gedacht hätte, ein Buch über das Erlebte zu schreiben.

Bei dem Gedanken an mein Tagebuch, das bestimmt schon die Motten aufgefressen haben, muss ich lachen. Aber man soll ja nie „nie" sagen, vielleicht ist es gar keine so schlechte Idee.

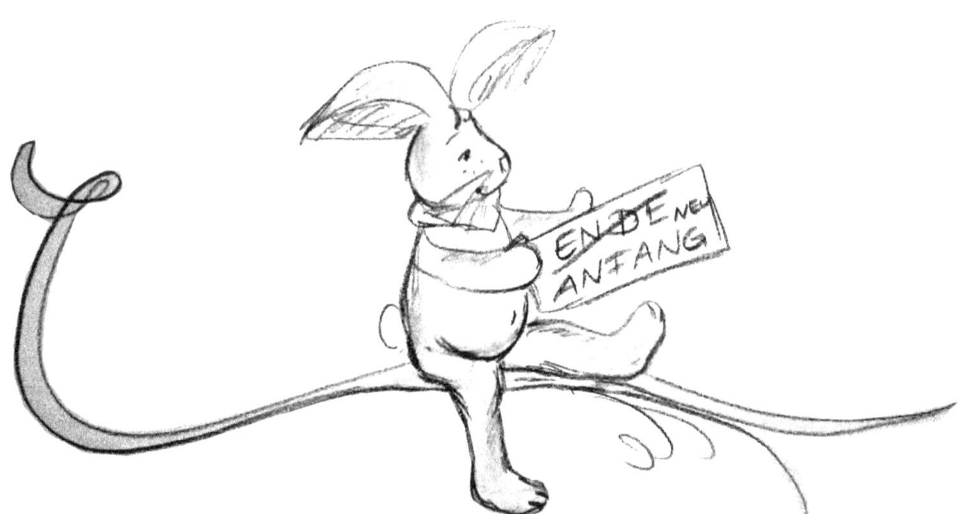

17 Jahre später

Wenn ich morgens in die Küche komme und ein 1,83 Meter großer Riese grinsend seinen Kopf aus dem Kühlschrank zieht, kann ich die Vergangenheit heute noch nicht fassen.

Früher haben wir um jeden Milliliter gekämpft, den er zu sich nehmen sollte, heute kämpfe ich mit fünf Tüten mehr beim Einkaufen, weil dieser Teenager wie eine siebenköpfige Raupe isst und vor nichts haltmacht.

Wie oft erwische ich mich bei dem Gedanken: Was wäre gewesen, wenn ... wenn ich die Maschinen ausschalten hätte lassen?

Ich streichle den inzwischen stark abgeliebten Stoffhasen. Linus liebt ihn noch immer. Der Hase hat zwar einige Blessuren davongetragen und trägt Pflaster und Verband. Aber dennoch ist er der allerbeste Begleiter der Welt. Lottle kennt alle Geheimnisse, ging durch dick und dünn und half besonders in den schweren Zeiten auf der Neonatologie. Diese liegen inzwischen zum Glück weit hinter uns.

Auf Zeitreise

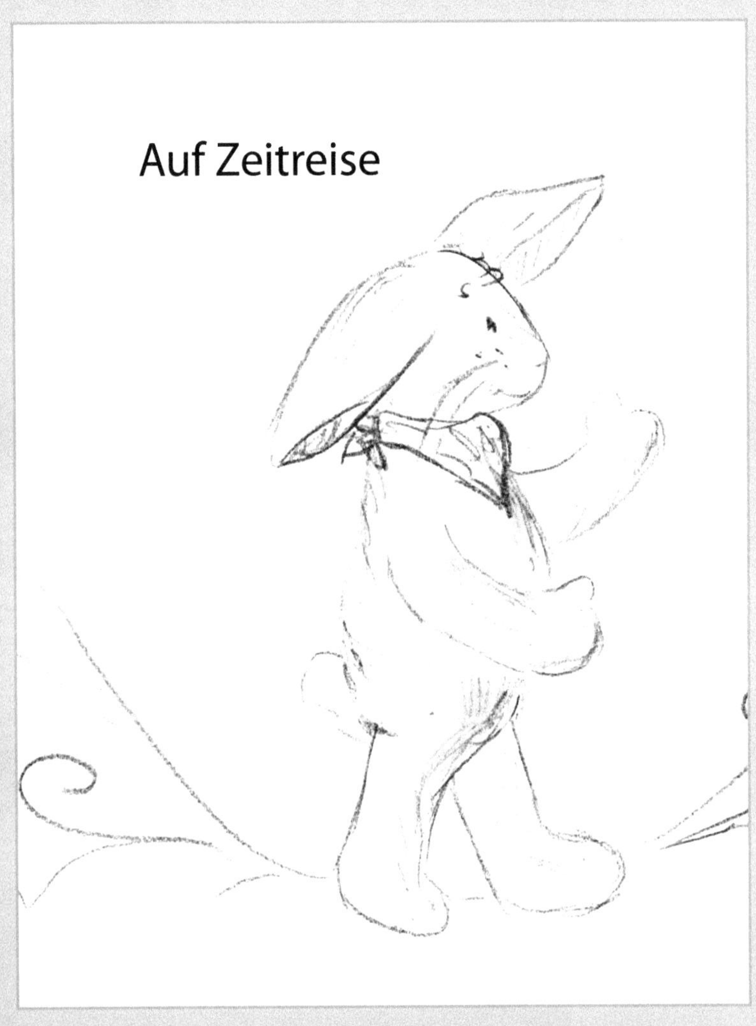

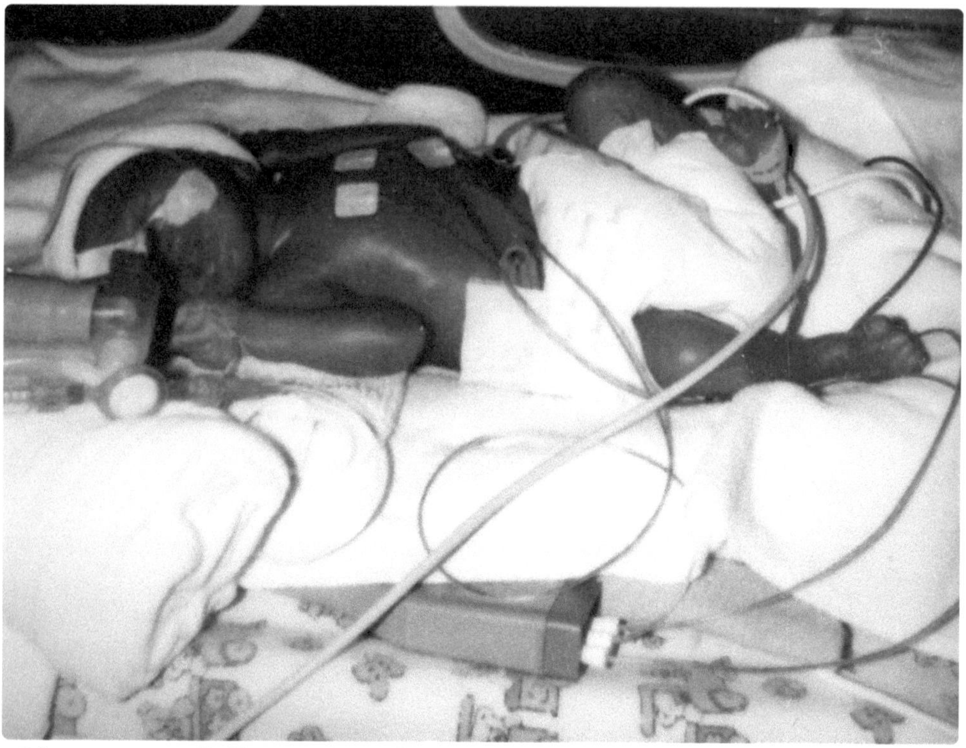

Blick durchs Bullauge: Der Brutkasten ersetzt den Bauch.

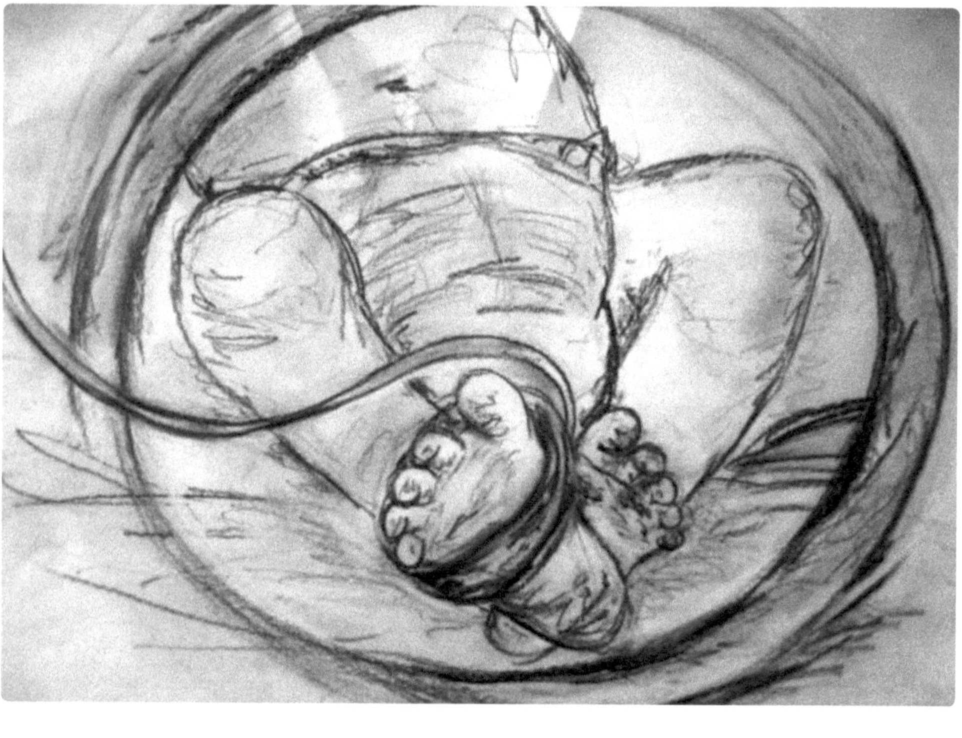

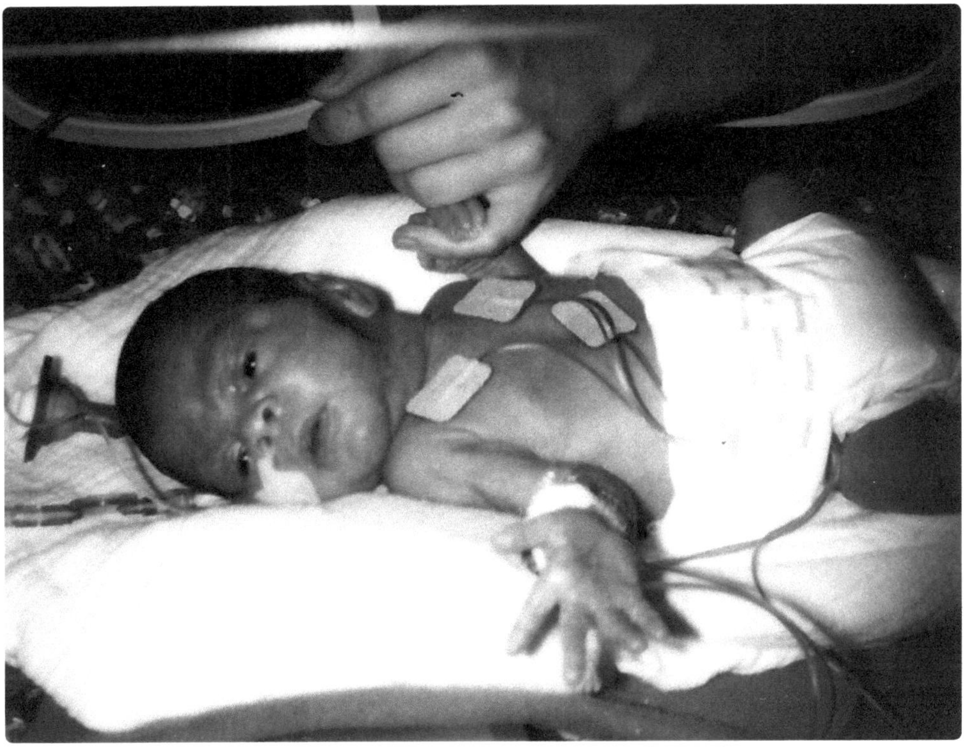

Allerkleinste Berührungen auf dem Weg in die Normalität.

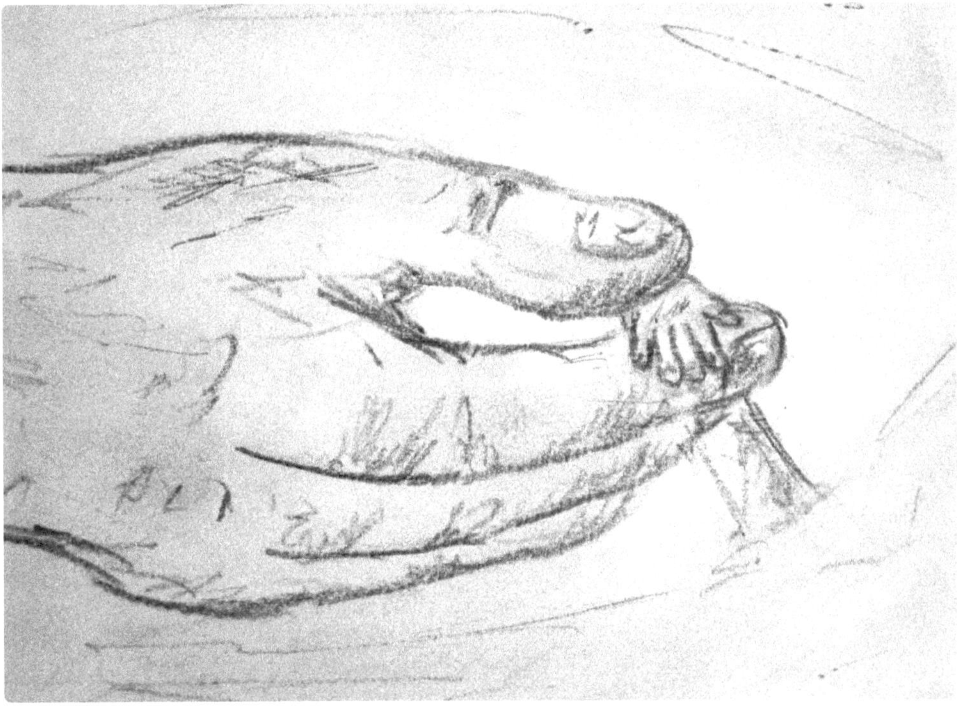

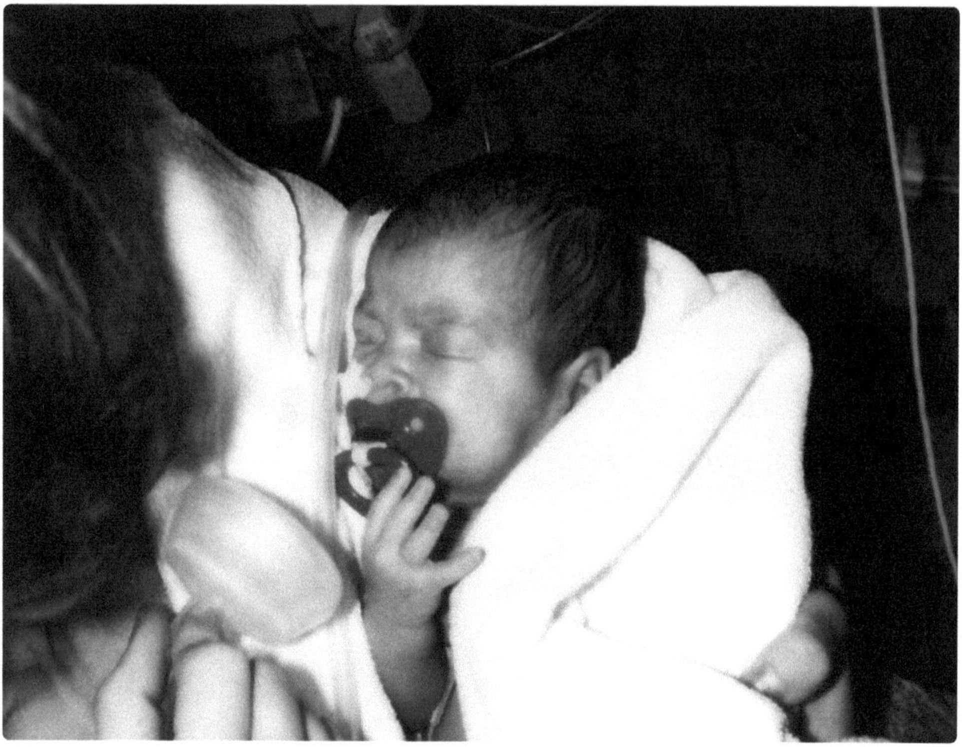

Linus wächst und gedeiht. Hier bekommt er eine Sauerstoffdusche.

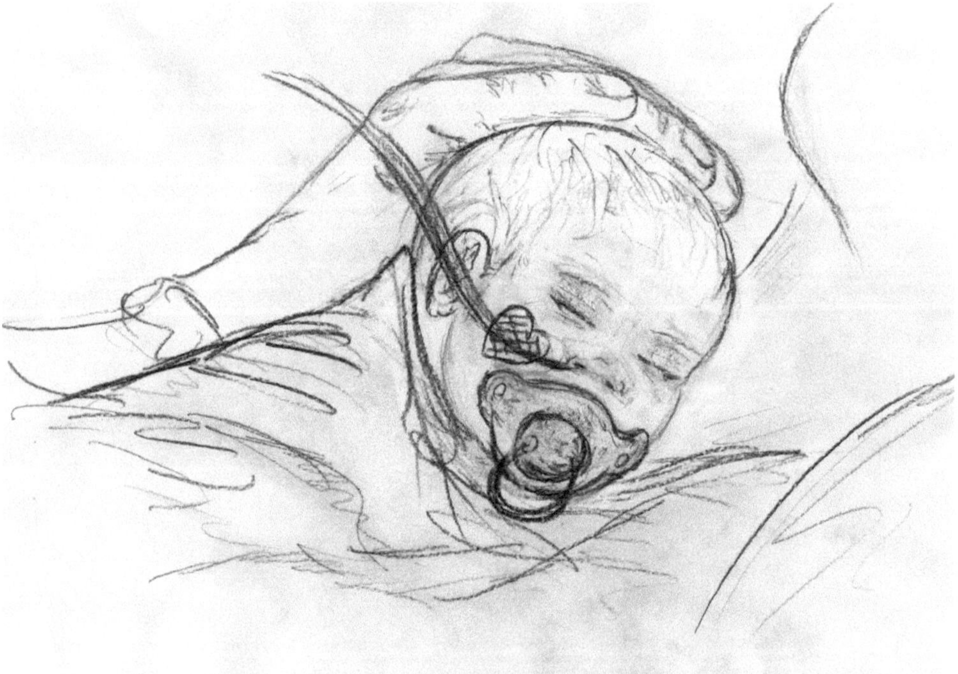

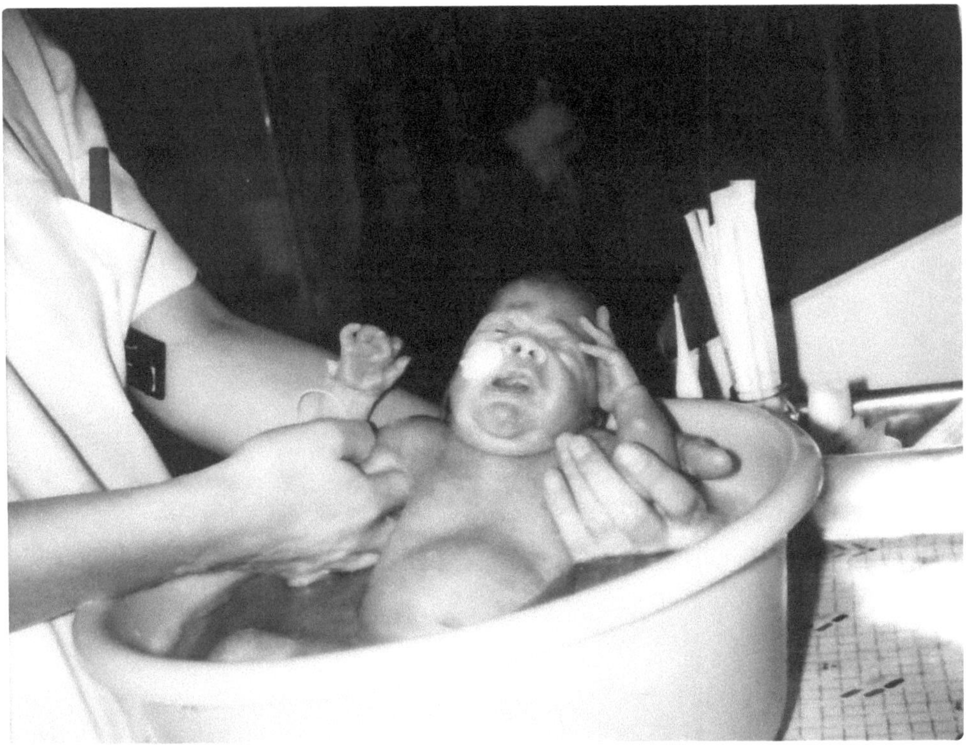

Baden? Keine gute Idee, findet Linus und wehrt sich.

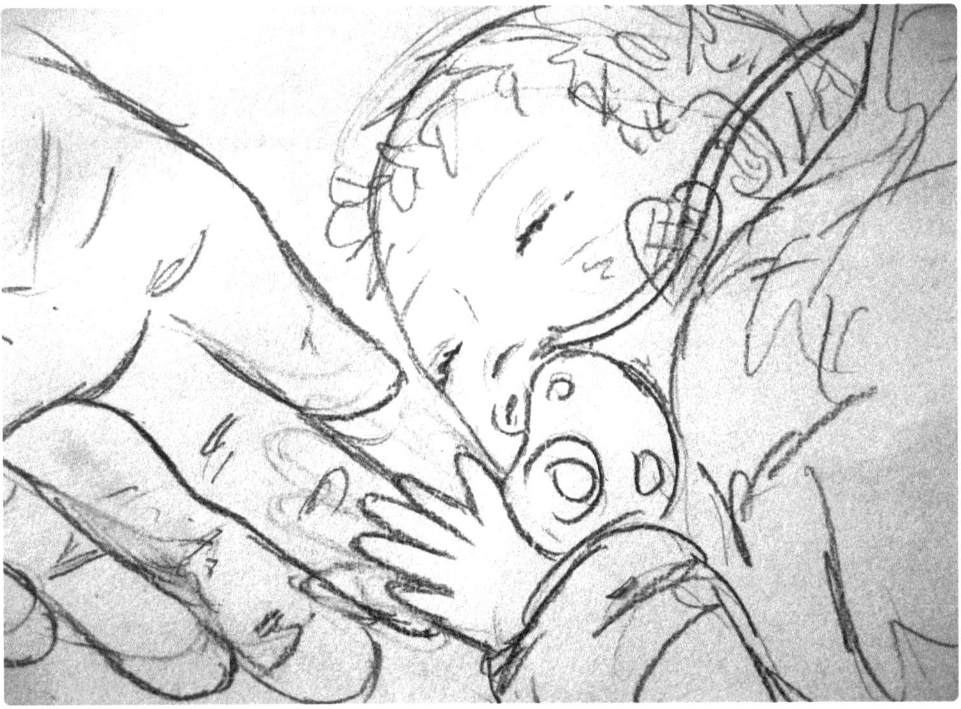

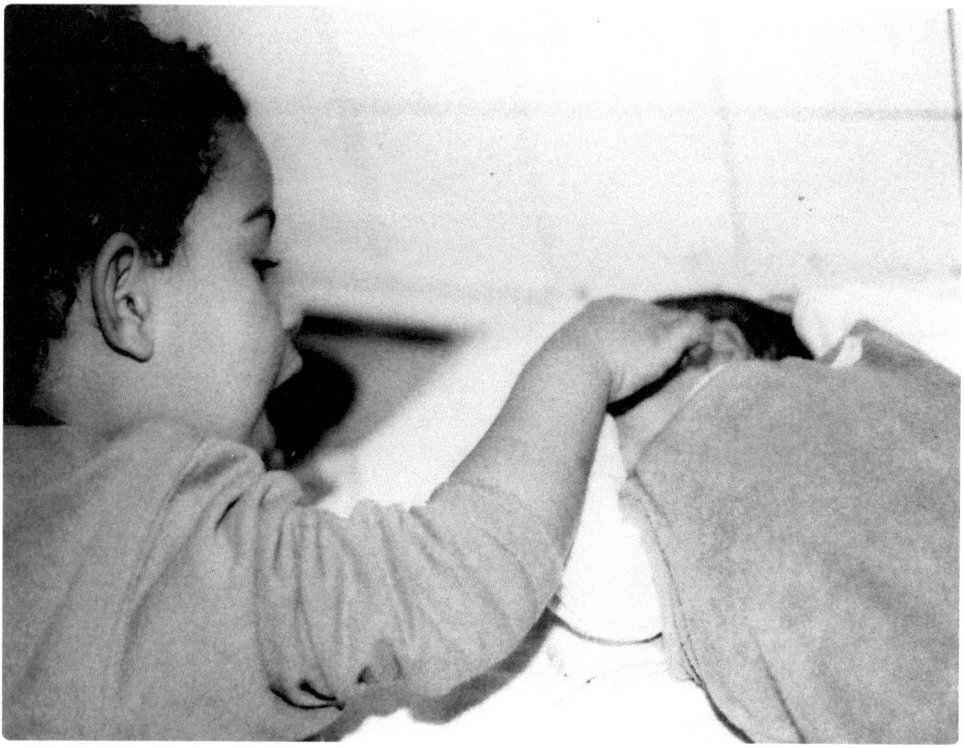

Nie mehr hergeben ... Die große Schwester bei ihrem kleinen Bruder.

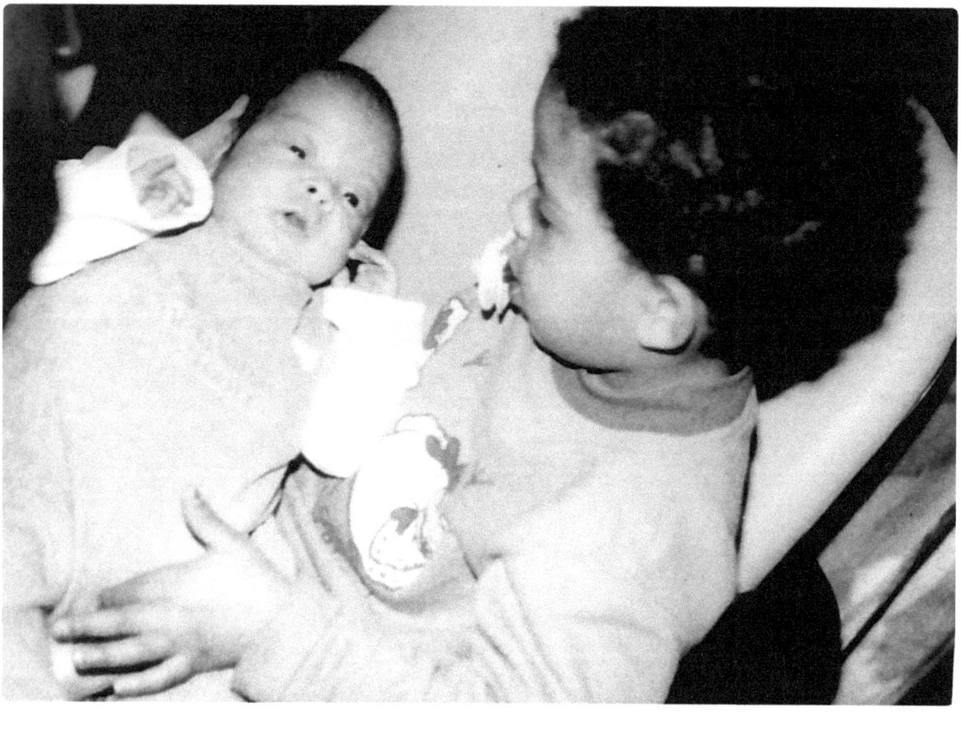

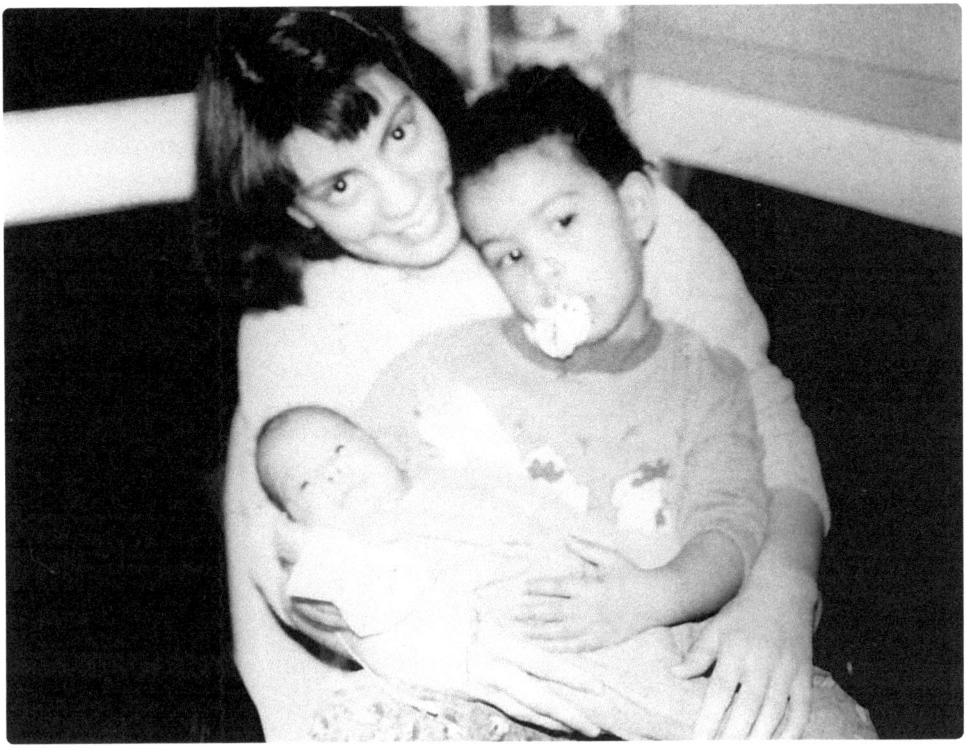

Endlich kuscheln! Und ganz bald nach Hause.

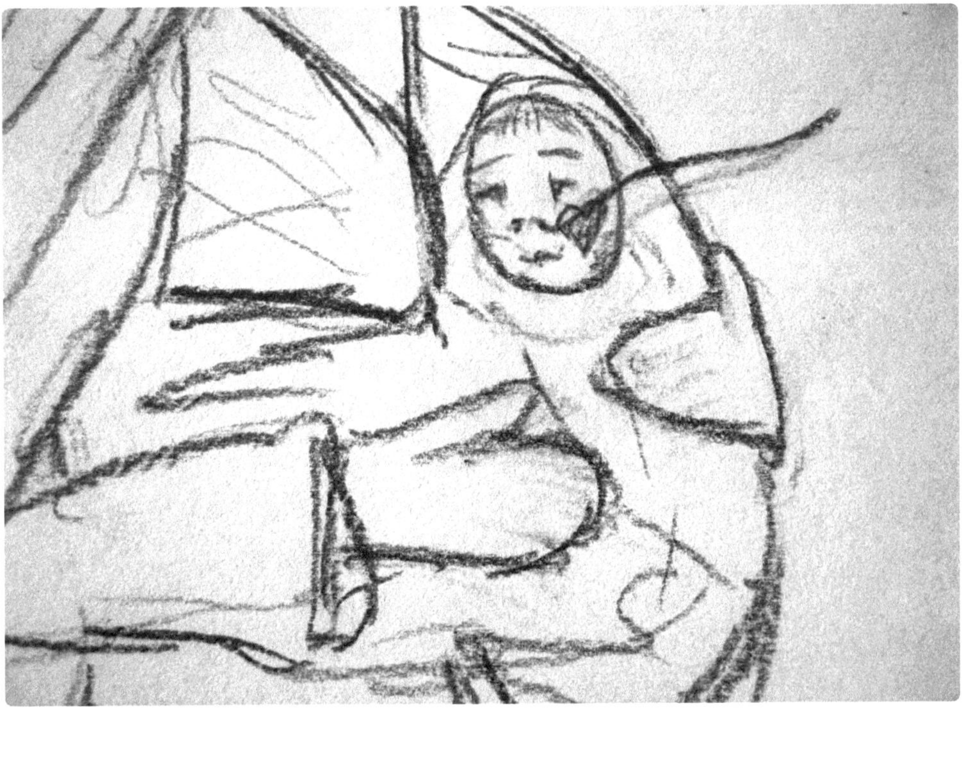

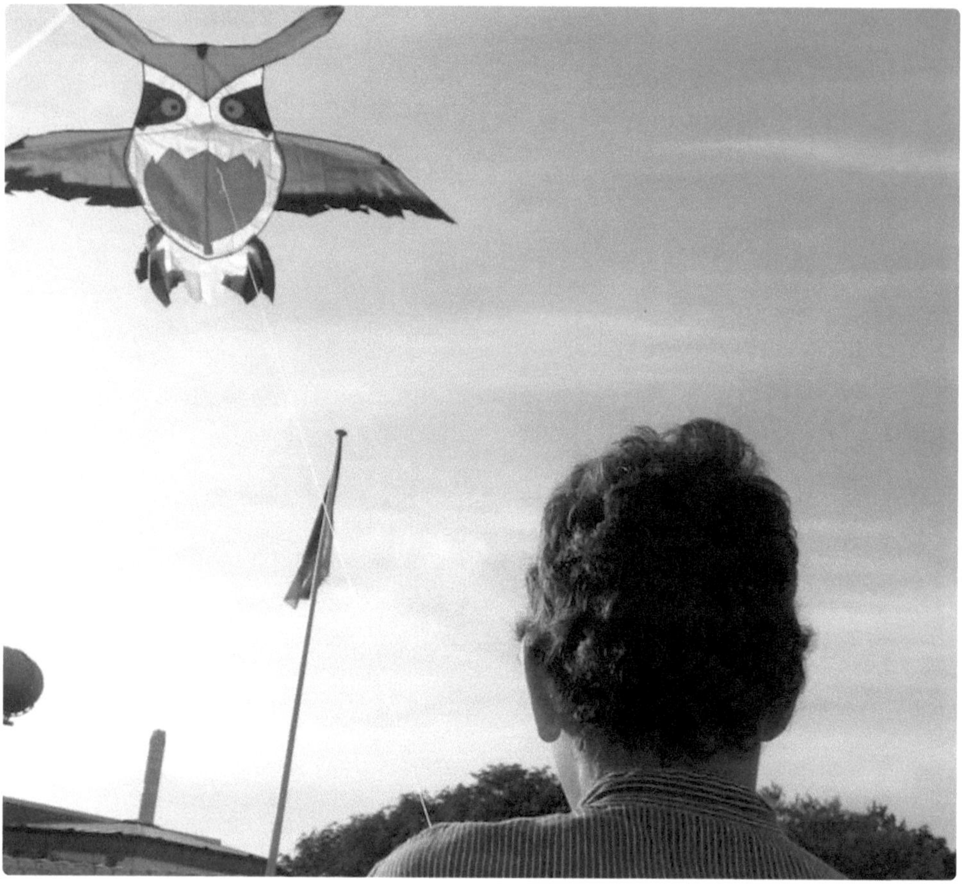

Linus mit 17 Jahren: Sein Lebenswille verleiht ihm Flügel.

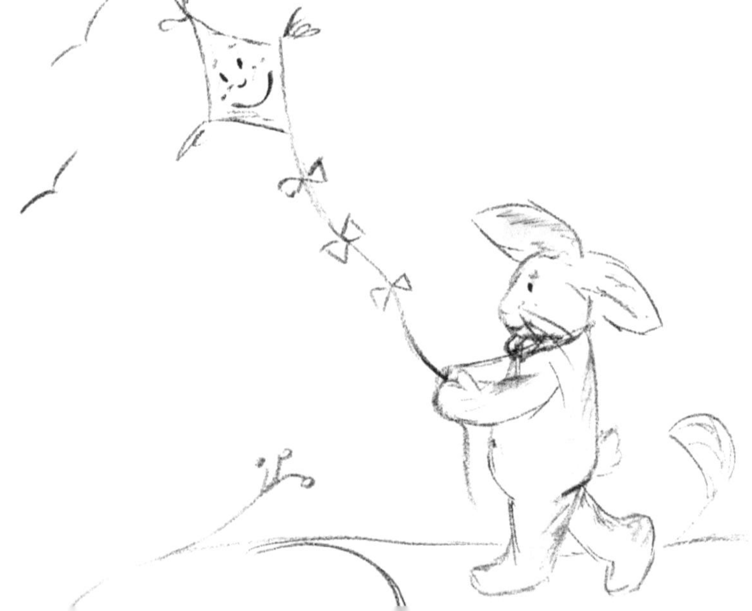

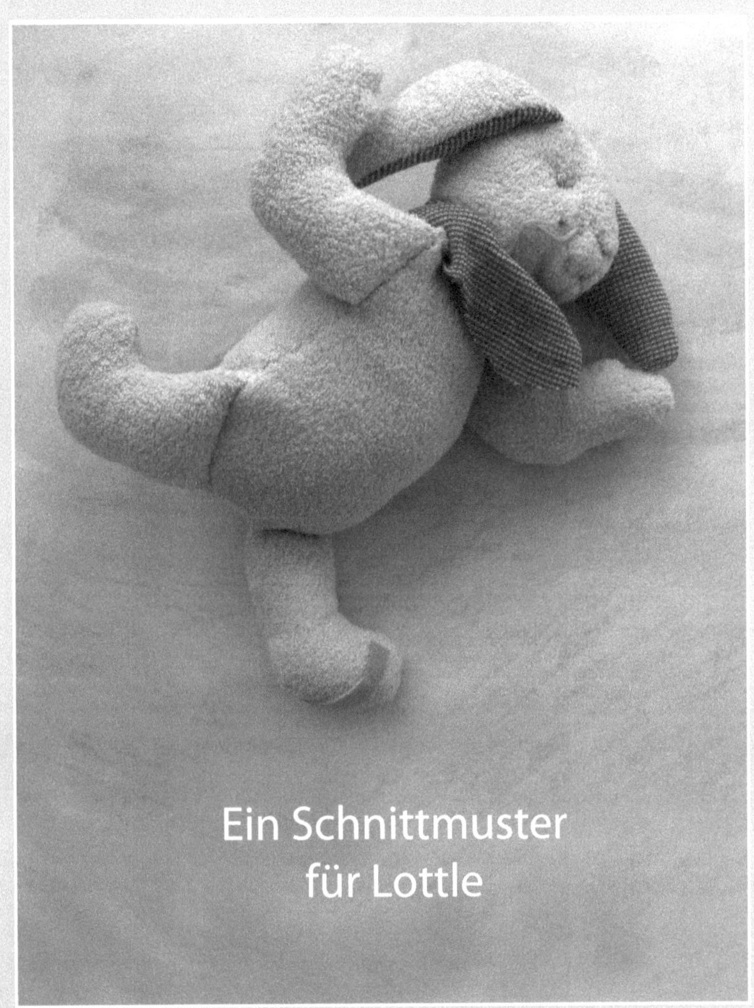

Ein Schnittmuster
für Lottle

Lottle kann auch anderen Kindern und ihren Eltern Trost spenden und viel Freude bereiten. Daher möchte ich mein Schnittmuster zur Verfügung stellen.

Der fertige Hase ist etwa doppelt so groß, als auf dem Schnittmuster dargestellt.

Als Material eignet sich weicher Frotteestoff (z.B. ein nicht mehr gebrauchtes Handtuch).

Vorbereitung

1. Musterbogen mittels Kopiergerät 200-prozentig vergrößern

2. Papier-Einzelteile ausschneiden

3. Einzelteile auf Stoffrückseite auflegen und mit Schneiderkreide auf den Stoff übertragen. Anschließend ausschneiden.

   Dabei Folgendes beachten:

   • Kopf: Vorlage vor dem zweiten Übertragen wenden

   • Arm und Fuß: Vorlage für je zwei Teile wenden

Nähen

1. Ohren, Arme und Beine rechts auf rechts zusammennähen, wenden und ausstopfen

2. Körper rechts auf rechts zusammennähen, dabei oben ein Loch für den Kopf lassen; die Arme und Beine nach innen gestülpt annähen

3. Kopf gemäß Skizzen nähen; dabei den unteren Teil der beiden Kopfhälften (= 1. Naht) vom Hals bis zur Nasenspitze jeweils rechts auf rechts zusammennähen; dann (2. und 3. Naht) das Mittelstück einsetzen und es an der Nasenspitze und jeweils mit den beiden Kopfhälften vernähen; das Mittelstück geht bis zum Nacken hinunter

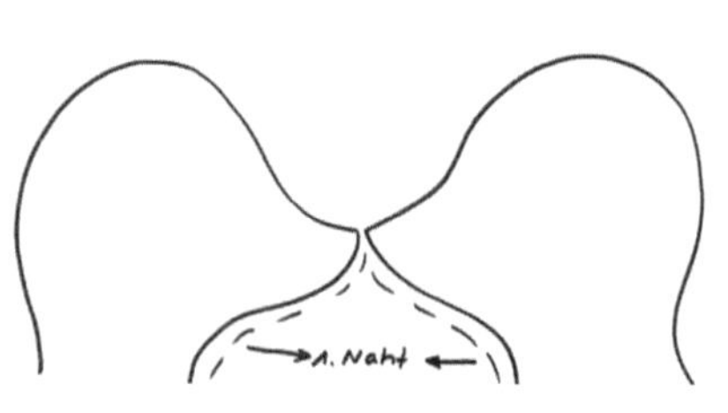

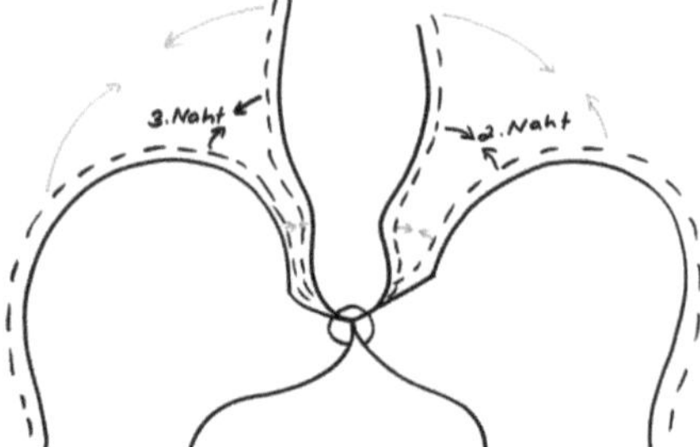

4. Kopf wenden und ausstopfen; Ohren annähen

5. Körper wenden und ausstopfen; als Letztes den Kopf mit der Hand annähen

6. Augen, Schnauze und Schnurrhaare mit der Hand besticken; kleines Halstuch umknoten

7. Eventuell ein Pflaster aufkleben und/oder einen kleinen Schlauch an der Pfote befestigen

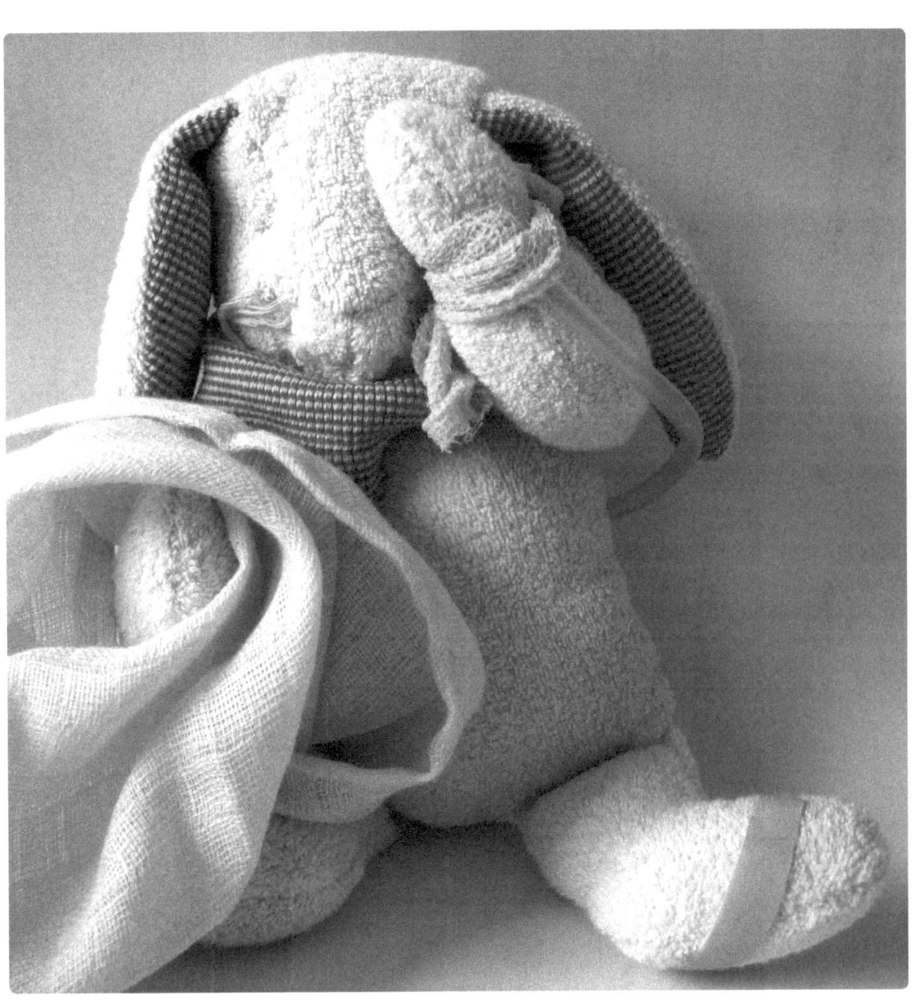

4 x Ohr
(oder
2x2
Farben)

1x Mittelteil

Kopf

2x Kopf

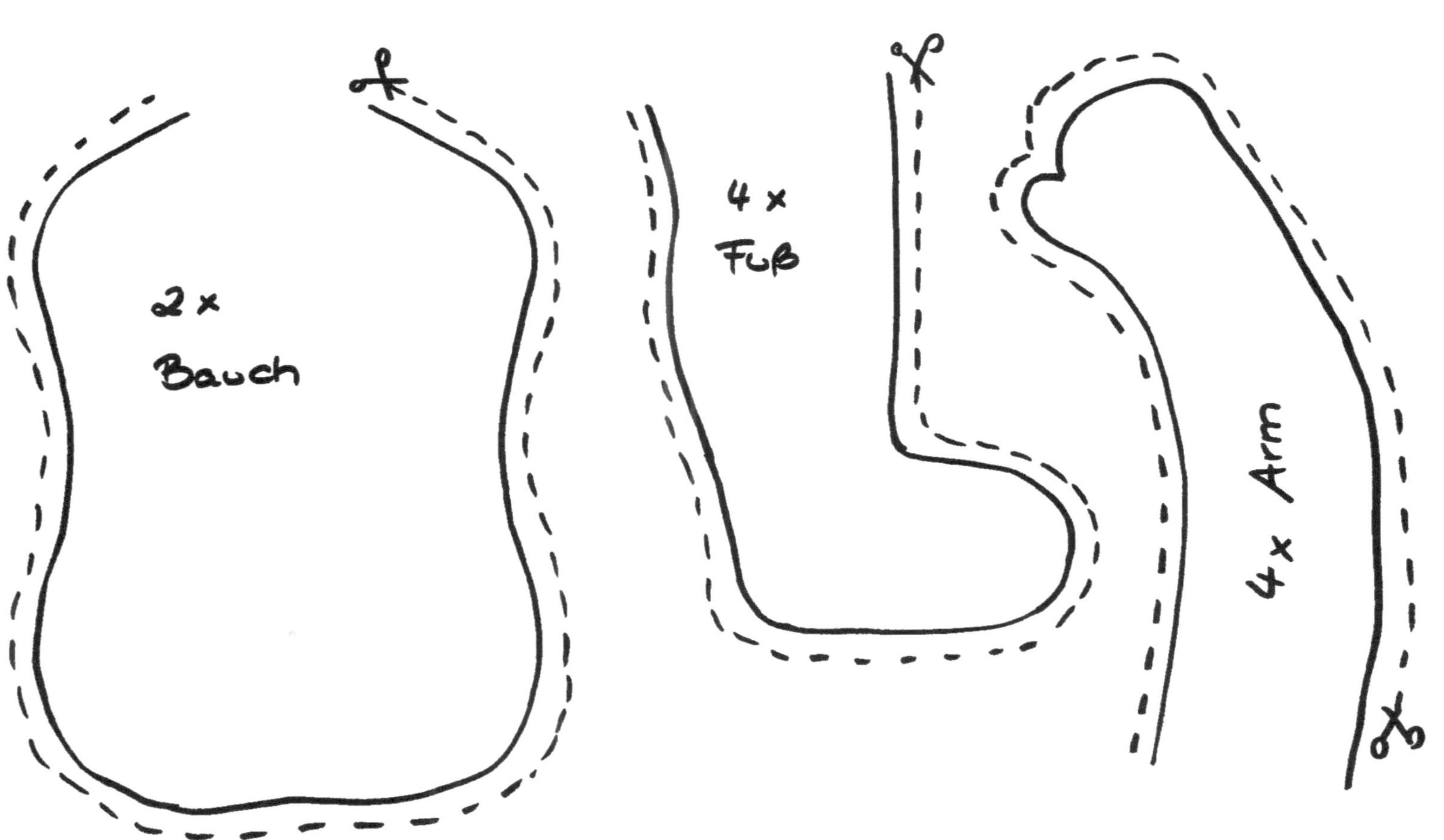

2 x Bauch
4 x Fuß
4 x Arm

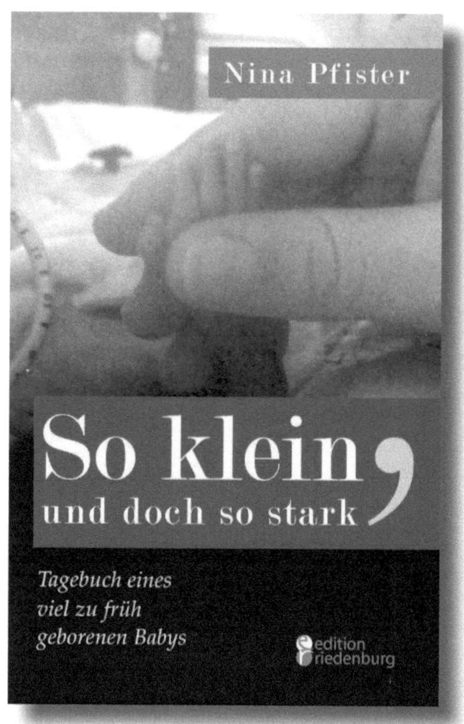

Es sind noch vier Tage bis zur „offiziellen Lebensfähigkeit" unseres ungeborenen Sohnes. Die Ärzte erhöhen nochmals die Dosis der Wehenhemmer, doch die von der Hebamme gerufene Oberärztin meint lediglich: „Da ist jetzt nichts mehr aufzuhalten!" Ich drücke ein paar Mal, und da rutscht der Winzling auch schon in seiner kompletten Fruchtblase aus mir heraus. Sie ist noch nicht einmal geplatzt. Wie klein er ist! Im Kreißsaal ist es mucksmäuschenstill. Alle warten darauf, ob Elias die Kraft und den Willen zum Leben hat. Die Welt scheint in diesem Moment völlig still zu stehen. Doch dann geschieht das eigentlich Unmögliche: Elias bewegt die kleinen Ärmchen und Beinchen und gibt einen leisen, quäkenden Laut von sich.

Dies ist die Geschichte von Elias, geboren in der 24. Schwangerschaftswoche. Seine Mutter Nina Pfister hat schon bald nach der viel zu frühen Geburt damit begonnen, ihre Erfahrungen aufzuschreiben. Als Erinnerung für sich selbst, als Mutmacher für andere Betroffene und als Danksagung an das Leben. Ninas Erzählungen, Briefe und Tagebucheinträge sind Zeugnis dafür, wie wichtig es ist, in den Stunden der Ungewissheit und des Zweifels ein familiäres und freundschaftliches Netzwerk um sich zu wissen, das einen auffängt. Der kleine Elias ist heute ein aufgeweckter Junge, dem man seine Frühgeburt kaum noch anmerkt. Während der Arbeit an diesem Buch war Nina erneut schwanger. Elias' kerngesunde Schwester Lara kam am errechneten Geburtstermin zu Hause zur Welt.

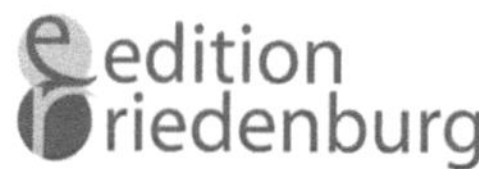

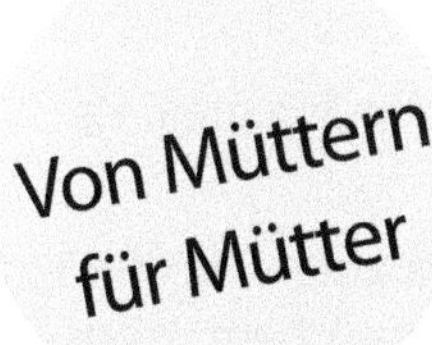

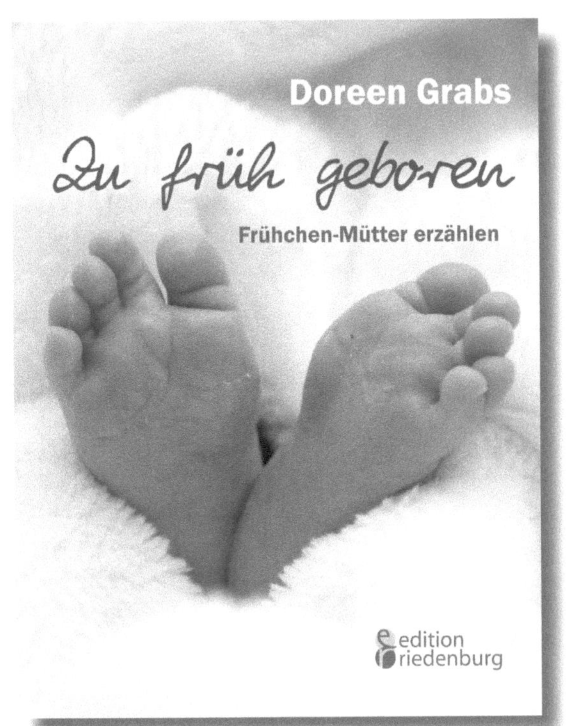

Dieses Buch soll Müttern von zu früh geborenen Babys Mut machen. Denn nicht nur das Baby ist zu früh geboren, man ist auch zu früh Eltern geworden. Alles kommt plötzlich ohne Vollbremsung auf einen zu und man muss stark sein – für das eigene Baby und für sich selbst. (Doreen Grabs)

Zu früh geboren – was dann?

Aus eigener Betroffenheit hat sich Doreen Grabs auf die Suche nach Antworten gemacht und andere Mütter befragt, die ebenfalls mit der Frühgeburtlichkeit ihrer Kinder konfrontiert waren.

Wie verliefen Schwangerschaft, Geburt und die erste Zeit mit dem Baby? Welche Komplikationen und Sorgen gab es? Wie war es im Krankenhaus und wie wurde die erste Zeit zu Hause bewältigt? Wie steht es um die Paarbeziehung und um weiteren Kinderwunsch? Wie geht es dem frühgeborenen Kind heute?

Und nicht zuletzt: Welche Ratschläge haben die befragten Frauen für andere Frühchen-Mamas?

Die Aussagen der Mütter werden von Doreens eigener Geschichte umrahmt. Außerdem gibt die Autorin gut verständliche Kurz-Informationen zu wichtigen medizinischen Fachbegriffen.

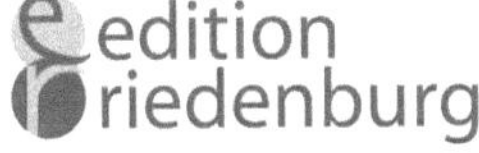

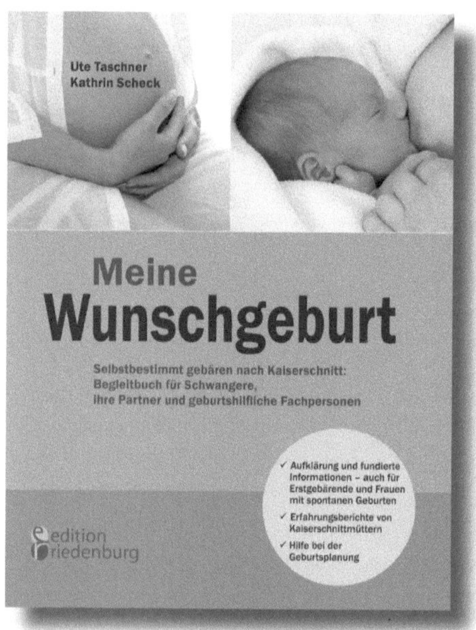

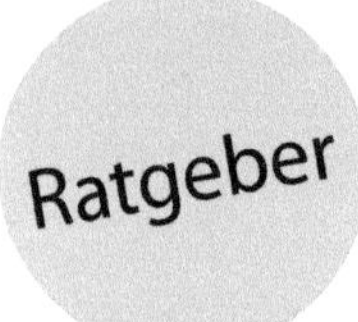

Meine Wunschgeburt

Selbstbestimmt gebären nach Kaiserschnitt: Begleitbuch für Schwangere, ihre Partner und geburtshilfliche Fachpersonen

Autorinnen: Dr. med. Ute Taschner, Kathrin Scheck

Die meisten Mütter möchten ihr Kind verletzungsfrei auf natürlichem Wege zur Welt bringen. Dies trifft vor allem auf Frauen zu, die bereits einen oder mehrere Kaiserschnitte hatten und nun nach Alternativen zur operativen Entbindung suchen. Das Buch „Meine Wunschgeburt" zeigt Schwangeren, ihren Partnern, GeburtshelferInnen und weiteren Fachpersonen Wege auf, wie dies gelingen kann.

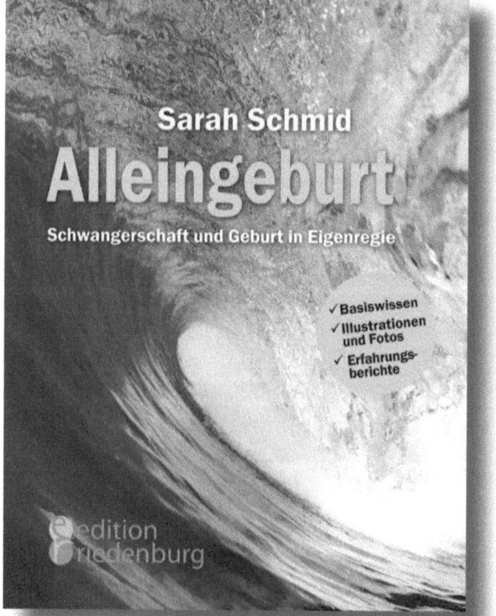

Alleingeburt

Schwangerschaft und Geburt in Eigenregie. Basiswissen | Illustrationen und Fotos | Erfahrungsberichte

Autorin: Sarah Schmid (Ärztin, fünffache Mutter)

In „Alleingeburt" vermittelt Sarah Schmid gesundes medizinisches Basiswissen und räumt gleichzeitig mit beängstigenden Geburtsmythen auf.

Ihr Buch ist daher auch für all jene eine wertvolle Lektüre, die Schwangerschaft und Geburt im klassisch betreuten Umfeld planen oder selbst als GeburtshelferIn tätig sind.

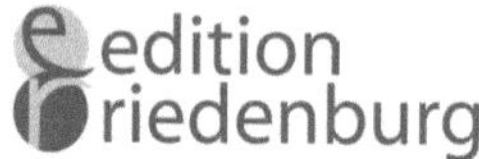